지혜로운 습관

건강100세

지혜로운 습관 건강 100세

김평기 지음

들꽃누리

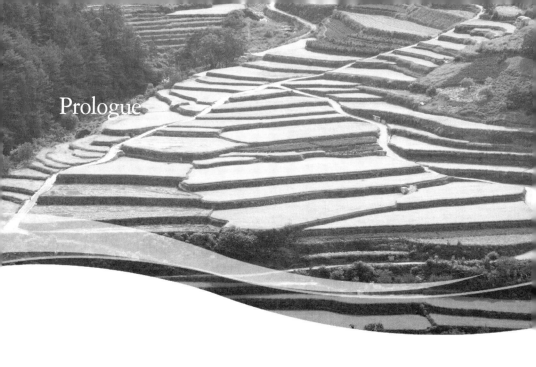

Prologue

인간의 생리적 수명은 현재의 평균수명보다 훨씬 길다. 생물학적 원리에 따르면 포유동물의 수명은 생장기의 5배 정도인데, 인간의 생장기는 25세 정도이니 인간의 생물학적 수명은 125세라는 계산이 나온다. 이것이 태초에 신이 우리에게 선물로 준 본디 수명이다.

그런데 현실은 어떤가? 125세까지 살 수 있음에도 불구하고 50년을 넘게 손해보며 일찍 죽어가고 있다. 그나마 오래 사는 사람들 대부분은 한 가지 이상의 질병을 앓고 있다. 까닭이 무엇인가?

여기 '밥으로 못 고치는 병은 약으로도 고칠 수 없다' '모든 병은 생활 습관으로부터 온다'라는 명제가 있는데, 이 명제가 성립되는 이유가 있다. 우리 몸은 매끼 식사와 하루하루의 생활 습관에 의해서 만들어진다 해도 과언이 아니기 때문이다. 이런 이유로 가장 강력하게 우리 몸을 조절할 수 있는 것은 밥과 올바른 생활 습관으로 볼 수 있다. 게다가 대부분의 질병이 올바른 생활을 할 때 쉽게 좋아지는 모습을 보면서 아주 신비롭다는 생각을 종종 하지 않는가.

대부분 돈이나 학업, 일에는 원대한 목표를 갖고 노력하면서 정작 인생에서 가장 중요한 건강에 대해서는 그 목표가 매우 소박하다. 아예 목표 자체가 없는 이들이 더 많다. 왜 자기 몸 하나 다스리지 못할까? 미처 불건강의 덫을 자각하지 못했기 때문일 것이다. 오로지 먹고살기 위해 일에 목숨을 걸었던 시절이기에 무엇보다 중요한 자신의 몸 돌보는 것에는 소홀했던 것이다. 그도 그럴 것이 자신의 몸을 아끼는 실질적인 방법을 교육받거나 몸 관리하는 법을 배우지 못하였기 때문이다.

자신의 몸은 자신이 돌보아야 한다. 병에 걸리는 것도 건강하게 사는 것도 모두 자신의 관심에 달렸나는 섯을 자각해야 한다. 그럼 간단하다. 건강의 비결이란 몸을 소중히 여기는 것이다.

이제 자신의 몸 환경을 악화시키는 요소들을 조목조목 따져보는 관심이 필요하다. 또 이를 위해서는 자신의 몸을 위협하는 생활 습관을 살펴보고 그 전반에 대한 세심한 관리와 개선이 요구된다.

나는 그 동안 건강이 좋지 않았다. 머리부터 발끝까지 아프지 않은 곳이 없을 정도로 건강 상태가 좋지 않았다. 극심한 비염으로 군대도 가지 못하였고, 조금만 피곤해도 입술 주위가 부르트고, 불면증, 풍치, 치질, 변비, 비듬, 감기 등 걸어다니는 종합병원이라고 할 정도로 온갖 질병으로 고통을 겪었다. 그런 어느 날. 이대로 지내다 더 큰 병으로 전이되어 죽는 것이 아닌가 하는 생각이 들었다. 그래서 나름의 방법으로 직접 부딪혀보고 건강 관련 책을 닥치는 대로 읽으면서 그대로 실천해 보았다. 하지만 6개월만에 몸무게가 10킬로그램 이상 줄자 몸을 가누기조차 힘들 정도로 휘청거렸다. 즉 병이 나아지기는커녕 점점 병색이 짙어갔다. 이러한 식으로 시행착오를 5년여 동안 하다 6년째 되던 어느 날 중요한 사실을 알게 되었다. 방법은 옳았으나 그러한 것들이 내 체질에 맞지 않았다는 것을. 그래서 그 때부터 내 체질에 맞는 올바른 방법으로 하나하나 실천하자 몸이 몰라볼 정도로 좋아지기 시작하였다. 그렇게 10년이 지나면서 건강을 완전히 되찾았다.

　이 책은 바로 이러한 건강 이야기가 누군가에게 도움이 되었으면 하는 아주 작은 바람에서 쓰게 되었다. 그런 만큼 이 책은 자기 스스로 자신의 생활 습관을 돌아보면서 건강하고 올바른 생활을 할 수 있도록 꾸미는 데 한 줄기 빛이 되었으면 하는 마음 간절하다.

초여름 산들바람이 불어오는 서재에서

김평기

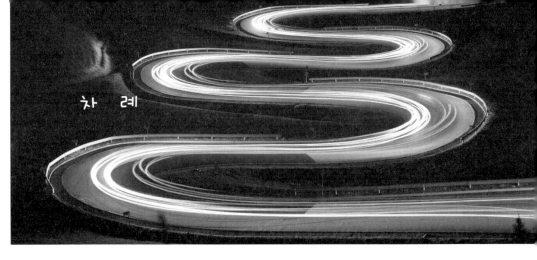

차 례

Part 2   생활습관으로 질병을 고친다

Part 3   음식, 최고의 보약

Part 4 내 몸에 맞는 음식으로 건강 관리

Part 5 한 차원 높은 식사 요령

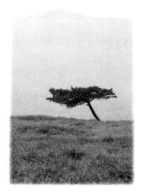

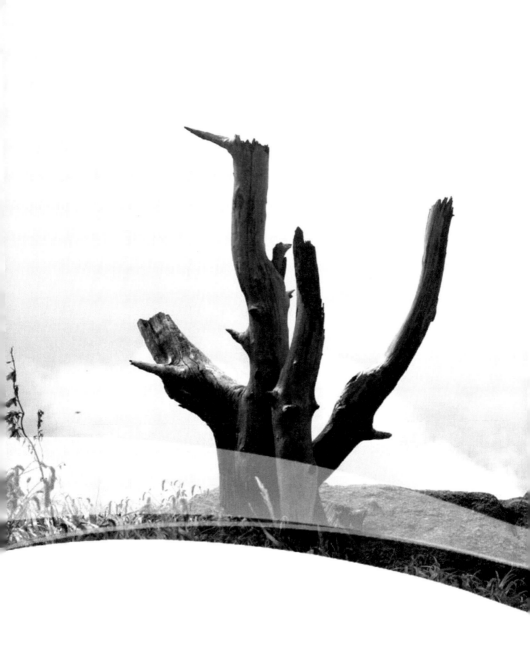

Part 1

우리가 꿈꾸는 건강 철학

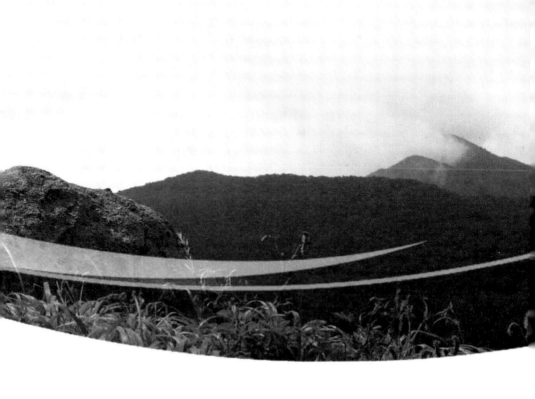

IQ 10 높이는 비결

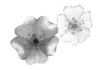

우리 인체 중에서 가장 신비로운 뇌는 몸무게의 2퍼센트밖에 차지하지 않는다. 하지만 우리가 하루에 섭취하는 열량의 4분의 1이 뇌에서 사용되고, 뇌가 사용하는 산소의 양은 우리 몸 전체 사용량의 20퍼센트, 우리가 섭취한 음식물 영양분의 20퍼센트를 소모하고, 전체 혈액의 15퍼센트를 사용하는 중요한 기관이다.

뇌는 출생 후 3세까지 성장 속도가 빠르게 진행되다가 18세 정도에 최고조에 도달하여 대략 50세 전후에 서서히 감소한다. 어렸을 때는 뇌가 성장하는 시기이므로 텔레비전과 같은 수동적인 것은 멀리하여 잘 성장할 수 있는 환경을 만들어 주는 것이 좋다.

뇌도 인체와 마찬가지로 많이 사용하면 할수록 건강해진다. 뇌의 신경세포는 정보를 전달하기 위해 끊임없이 신경전달물질을 내보내고 들여보내는 활동을 되풀이한다. 뇌를 쓰지 않으면 이런 활동이 점점 줄어 신경전달물질이 분비되지 않게 되어 치매와 같은 병으로 발전할 수도 있다. 말하자면 나이 들수록 독서를 하거나 악기를 연주하는 등 뇌를 자극해야 뇌세포 성장이 촉진돼 기억력과 학습 능력이 향상된다. 뇌도 근육과 비슷한 방식으로 기능하여 사용하지 않으면 퇴보하고, 활발하게 사용하면 그만큼 기능이 향상되기 때문이다. 따라서 100세까지 건강하게 사는 법은 뇌에 있는 정보를 긍정적으로 바꾸고, 생활 속에서 젊어지는 습관을 실천하는 것이다.

그럼에도 불구하고 흔히 머리가 좋아지는 약이나 음식을 많이 찾는데, 이런 음식은 따로 없다. 한식이야말로 최고의 영재 식단이다. 보통 머리가 좋아지는 음식으로는 밥 같은 탄수화물이 담긴 곡류와 콩류, 불포화 지방을 가지고 있어 뇌 발달에 좋다는 견과류, DHA가 포함되어 있다는 생선을 비롯하여 비타민이 함유된 야채 등을 꼽을 수 있다. 그렇긴 하지만 사실 균형 잡힌 식단만이 아이의 두뇌발달을 이끌 수 있다. 따라서 머리가 좋아지는 음식을 찾기에 앞서 해로운 음식을 피하는 것이 훨씬 중요하다.

그리고 음식을 꼭꼭 씹어 먹어도 지능이 높아진다. 음식을 씹을 때 적당한 충격이 뇌에 전달되어 기분이 좋아지는 신경전달물질인 세로토닌(serotonin)이 분비되어 운동 이상의 효과가 나타나기 때문이다.

미국의 영양협회저널 *JADA*에서는 미국의 비채식인 어린이의 지능지수(IQ) 평균은 99, 채식인 어린이의 지능지수 평균은 116이라며, 이들 채식한 어린이의 지능지수가 더 높다는 연구 결과를 발표하였다.

또한 꾸준한 유산소운동도 뇌에 활력을 불어넣어 준다. 이 때 운동을 하면 뇌로 가는 혈액과 산소량이 많아져서 뇌의 인지능력이 발달되어 지능지수(IQ)가 10 정도 향상될 뿐 아니라 감성지수(EQ)도 향상된다. 뿐만 아니라 건강은 물론, 인성 및 리더십 발달, 인간관계 회복 그리고 폭력 예방 등 다양한 이로움을 제공한다. 특히 어린아이의 경우 뇌가 형성되는 시기이므로 운동은 필수라 할 수 있다. 규칙적인 운동이 튼튼한 근육을 만들 듯, 두뇌를 열심히 사용하는 것이 뇌 기능 유지에 좋다.

숙면 또한 도움이 된다. 수면은 신체·정신적 에너지를 회복시켜 준다. 잠은 낮 동안 배우거나 학습한 내용을 마음속에 기억하는 시간이기도 하다. 중요한 것은 누구나 몇 시에 자고 몇 시에 일어나야 한다는 획일적인 기준이 아니라 자신의 바이오리듬에 맞추어 충분한 수면을 취하는 것이다.

그리고 적당한 수분 보충도 뇌에 도움이 된다. 뇌는 80퍼센트 이상 수분으로 채워져 있다. 뇌가 활발하게 제 기능을 발휘하기 위해서는 적당한 수분을 공급해 주어야 한다. 뇌에 수분이 부족하면 스트레스 호르몬이 증가하는데, 오랫동안 지속되면 뇌 손상을 초래할 수도 있다. 사람이 음식을 섭취하지 않고도 오래 버틸 수 있지만, 물 없이는 오랫동안 버틸 수 없는 것은 이 때문이다. 물은 마시고 싶을 때 적당량을 마시면 된다. 적당량이란 마셨을 때 기분이 좋을 정도를 뜻한다.

숨만 잘 쉬어도 건강해진다

인간을 소우주라고 하는 동양의 지혜에서 엿볼 수 있듯이 우리는 호흡을 통해서 자연과 하늘과 이어져 있다. 즉 호흡을 통해서 들어온 우주의 생명 에너지가 음식물을 통해 들어온 에너지와 합성되는 것이다. 이 에너지가 인체를 유지하는 기본적인 힘이 된다. 이렇게 생성된 에너지는 몸속을 흐르면서 세포를 활성화시킨다.

먹는 것을 아무리 잘 먹는다 해도 호흡이 깊지 않으면 생명력이 약해질 수밖에 없다. 호흡은 깊고 느려야 신진대사 과정에서 발생한 노폐물을 배출하고 생명 유지에 필수인 산소를 충분히 흡입할 수 있다.

따라서 건강을 위해서는 의식적으로 숨을 깊게 들이마시는 복식호흡을 습관화 할 필요가 있다. 이를테면 평상시에 얼굴이 창백한 사람은 호흡을 깊게 하는 노력을 하면 얼굴에 혈색이 돌면서 앓고 있던 질병이 낫는다. 특히 과식하는 사람이나 임신부는 의식적으로 깊게 호흡하는 노력이 필요하다.

과식하는 경우 숨쉬기가 힘들어져 식사량을 줄여야 가능하다. 임신부의 경우 깊게 호흡하는 연습만 해도 자연분만을 할 수 있다. 그리고 수험생이나 두뇌활동을 많이 하는 경우 특별히 기억해야 할 것은 우리가 다섯 번 호흡 할 때마다 한 번은 순전히 뇌를 위한 호흡이라는 것이다. 왜냐하면 뇌는 온몸이 필요로 하는 산소량의 20퍼센트를 사용하기 때문이다. 그러므로 뇌에 산소를 충분히 공급해 주면 뇌의 피로도 막고 학습 효율도 높일 수 있다.

한편 대부분의 관절염 환자를 보면 호흡이 얕다. 호흡이 얕으면 몸 속에 흐르는 기와 에너지가 상체로 올라가 자연히 하체가 약해진다. 그래서 관절염과 같은 하체 질병을 앓게 되는 것이다. 이러한 사람은 아무리 약을 먹어도 호전되지 않는다. 그러나 호흡을 깊게 하면 관절염이 낫는 동시에 다른 질병도 호전된다.

또한 여성이 겪는 골다공증, 두통, 요통 등 갱년기 증상도 호흡이 원인이 되기도 한다. 폐경을 하면 자신도 모르게 호흡이 얕아지면서 이러한 갱년기 증상을 앓기 때문이다.

따라서 나이 들수록 자신의 호흡을 점검해 볼 필요가 있다. 건강이 좋지 않은 사람 또한 하나같이 호흡이 얕다. 나이가 들수록 신체 기능이 떨어짐에 따라 자연히 호흡이 얕아지기 때문이다.

어쩌면 살아가면서 가장 실천하기 어려운 것이 호흡법을 바꾸는 일일지도 모른다. 하지만 복식호흡으로 인해 몸 안의 혈액순환이 왕성해짐과 아울러 마음이 평온하고 느긋해지며, 모든 일을 긍정적으로 생각하며 적극적으로 활동하게 된다. 그리고 놀라울 정도의 기억력과 집중력의 향상을 느낄 수 있다. 따라서 처음엔 조금 어렵더라도 건강을 위해 차근차근 복식호흡을 시작해 보는 것은 어떨까. 분명 효과가 있다.

복식호흡은 이렇게 하세요

*입을 꼭 다문 채 아랫배를 쑥 내민다는 기분으로 코로 숨을 들이마신다.
*4~5초 정도 숨을 참는다.
*불룩해진 뱃속의 공기를 코로 조금씩 내뱉되 천천히 세 번 한다.
*눈을 감은 채 호흡을 하면 효과가 더 좋다.
*몇 번의 호흡 과정을 거치면 마음이 차분해지고 머리가 맑아진다는 느낌이 든다.
이 과정에 익숙해지면 아래의 단계에도 도전해 보자.
*입을 꼭 다문 채 아랫배를 쑥 내민다는 기분으로 코로 숨을 들이마신다.
*10~20초 정도 잠시 숨을 참는다.
*불룩해진 뱃속의 공기를 코로 조금씩 내뱉되 천천히 3번 정도 한다.
*처음의 과정보다는 조금 힘이 든다.

이 과정만 하루에 10분 정도 하면 머리도 맑아지고, 호흡에도 상당한 도움이 된다. 따라서 가슴이 답답할 때 가끔씩 복식호흡을 하게 되면 굉장한 편안함을 느낄 수 있다. 간혹 호흡을 하다 답답해지는 경우도 있는데, 이 때는 코로만 내뱉지 말고 입으로도 천천히 내뱉으면 도움이 된다.

키 크게 하는 요법

　성장을 좌우하는 요인은 일반적으로 유전 23퍼센트, 영양 31퍼센트, 생활환경 26퍼센트, 기타로 나뉜다. 성장판이 닫히는 시기는 개인마다 차이가 있으나, 대체적으로 여자가 남자보다 성장과 발육이 대체로 2년 정도 빠르다. 여자아이가 남자아이보다 더 조숙하고, 성장도 빨리 멈춰 이후부터는 여자 키가 남자보다 더 작다. 기준을 따지기 다소 애매하지만 남자의 경우 대개 24세 전후가 되며, 여자의 경우 22세가 되면 성장이 멈추게 된다.

　키를 크게 하는 데 중요한 영향을 미치는 요인은 무엇인가?
　첫째, 저녁 10시에는 잠을 잔다. 수면은 키 성장뿐만 아니라 건강에도 지대한 여향을 미친다. 성장호르몬은 밤 10시에서 새벽 2시 사이에 가장 왕성하게 분비되며, 새벽녘이 되면 점차 감소하면서 눈을 뜨게 된다. 그래서 일찍 자고 일찍 일어나는 것이 성장은 물론 건강을 유지하는 데 중요한 비중을 차지한다. 아침에 일어나 보면 간밤에 훌쩍 자란 대나무 순을 볼 수 있을 것이다. 이렇듯 식물이 밤 사이에 자라는 자연의 이치처럼 사람의 키도 밤에 잘 때 자란다는 사실을 잊지 말아야 한다.

둘째, 아이와 맞는 운동을 한다. 종류에 얽매이지 말고 현실적으로 자주 할 수 있고 아이가 재미있어 하는 것이면 된다. 운동 시간은 30분 정도면 좋다. 성장호르몬 분비는 운동을 시작한 후 30분이 지나야 가장 많이 분비하기 때문이다. 또한 키 크는 운동의 핵심은 온몸을 쭉쭉 뻗어 근육을 이완시켜 주고 가벼운 점프 동작으로 성장판을 자극하는 운동, 즉 농구, 달리기, 줄넘기 등이 좋다. 만약 운동할 시간이 여의치 않을 때에는 집안에서 쉽게 할 수 있는 맨손체조나 스트레칭(stretching)도 도움이 된다. 잠자기 전에 하는 체조가 더 효과적이다. 이러한 스트레칭은 몸 전체의 근육과 관절을 이완시켜 키가 자라는 데 도움을 주며, 바른 자세를 유지하도록 도와준다. 다만 팔다리 근육에 무리를 주는 운동은 피해야 한다. 즉 격투기, 역기, 마라톤처럼 심한 운동은 성장판 혈류 공급을 방해하기 때문에 성장에 장애가 된다.

셋째, 적당한 육류와 과일, 채소를 충분히 먹는다. 키가 크는 데 가장 중요한 영양소는 단백질이다. 따라서 성장기 아이들에게 단백질은 필수영양소다. 과일이나 녹황색 채소에는 각종 비타민이나 무기질이 풍부하게 들어 있어 뼈를 튼튼하게 하고 잘 자라게 하므로 반드시 골고루 섭취해야 한다.

넷째, 하체를 따뜻하게 한다. 하체가 따뜻해야 숙면을 취할 수 있다. 특히 사춘기 이전에는 상체보다 하체 성장이 주가 되는데, 하체를 따뜻하게 하여 상체의 열을 하체로 이동시켜 원활한 혈액순환이 이루어지도록 해야 한다. 긴 다리를 원한다면 반신욕을 하거나 무릎과 발목에 찜질을 해주는 것이 좋다.

다섯째, 의복이나 신발 등은 활동이 용이하도록 꽉 끼는 것을 피한다. 아이들은 계속 성장하므로 옷이나 신발이 쉬 작아지기 쉽다. 끼는 옷이나 신발은 신체의 기혈 흐름에 영향을 미쳐 혈액순환을 방해하고 피부세포 압박으로 피부호흡을 방해하여 키 크는 데 저해 요인으로 작용한다. 따라서 넉넉한 차림이 좋다.

여섯째, 잔병치레가 없어야 한다. 일반적으로 아이들이 성장하는 데 영향을 미치는 것은 건강하게 태어나서 잘 먹고, 잘 자고, 잘 자라는 것이다. 한편 식욕부진, 편식, 잦은 감기, 만성질환 등에 시달리는 아이가 잘 자랄 수 없으므로 아이의 전반적인 건강 상태를 관리하고 개선해 주는 것이 우선이다.

일곱째, 수면 방해 요소를 없앤다. 수면에 방해를 받는 경우 성장호르몬 분비에 영향을 미쳐 성장에 좋지 않은 영향을 줄 수 있다. 따라서 아이의 수면에 방해되는 요인을 잘 파악해 질환이 있으면 질환을 치료해 주고, 생활 습관에 문제가 있다면 바로잡아 주는 것이 좋다.

여덟째, 키가 크는 약에 의존하지 않는다. 성장호르몬은 운동이나 영양 상태, 스트레스, 수면 등 환경에 영향을 받으므로 운동, 식습관,

충분한 수면을 통해 자연적으로 분비되도록 해야 한다. 인위적으로 주사를 맞을 경우 당뇨나 근육병, 미세혈관 장애를 일으킬 수 있기 때문이다. 흔히 접하는 키 크는 약은 부작용 우려가 있으므로 전문의와 상담을 하는 것이 좋다. 또한 원인에 따라 치료 방법을 달리하는 것이 중요하다.

일반적으로 부모의 키가 작으면 본인의 키도 작을 것이라고 생각하는 경우가 많다. 하지만 생각과 달리 키는 성장에 있어 유전인자가 절대적이지 않다. 오히려 환경이나 영양 등의 후천적 요인이 더 크게 작용한다. 따라서 본인의 평소 생활 습관을 성장에 도움을 주는 환경으로 바꾸는 것이 더욱 중요하다고 할 수 있다. 이 때 꼭 알아두어야 할 것이 있는데, 성장판이 닫히기 전이어야 효과가 있지 이미 성장판이 닫힌 후라면 효과를 기대하기 어렵다는 사실.

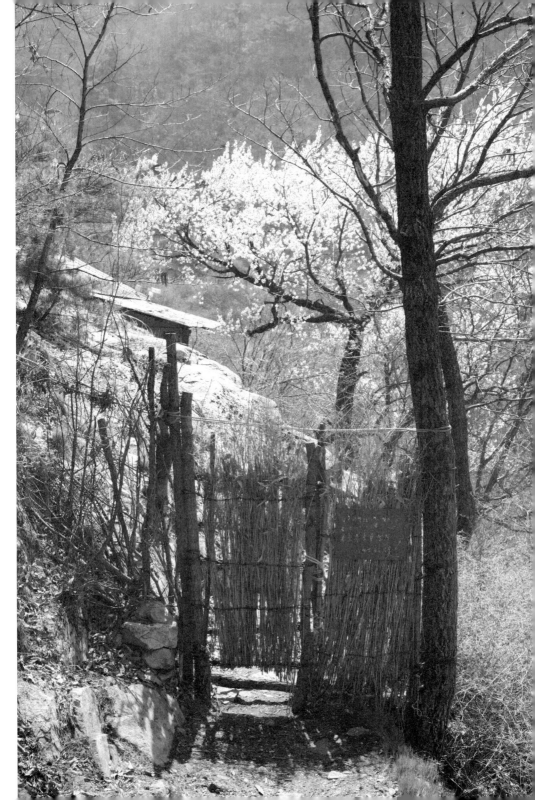

탈모 예방은 저칼로리 음식으로

    일반적으로 사람의 머리카락 수는 약 10만 개에서 12만 개 정도라한다. 재미있는 사실은 머리카락도 발생, 성장, 퇴화, 휴지기라는 생장 주기를 가지는데, 휴지기에 돌입한 머리카락은 보통 하루에 60~80개 정도 자연스럽게 빠진다. 빠지는 수는 계절, 나이, 건강 상태에따라 다른데, 가을에 가장 많이 빠진다. 이는 여름 동안 강한 햇볕과과다한 두피 분비물에 시달렸거나, 건조한 날씨로 수분이 부족하기때문이다. 또한 탈모에 영향을 주는 남성호르몬 분비가 일시적으로과다하게 많아지기 때문이기도 하다. 이러한 일상적인 탈모에 있어서 정상적인 경우는 탈모 수만큼 새로운 머리카락이 나게 되므로 전체 모발 수에는 큰 차이가 없다. 하지만 머리카락이 나는 숫자보다빠지는 숫자가 많다면 점점 탈모가 진행되는 것으로 보아야 한다.

여성 탈모는 주로 정수리 부위가 빠지는 반면 남성은 이마가 M자, 주로 앞머리, 전체가 벗겨지는 대머리가 많다. 그 원인을 알아보자.

먼저 여성의 탈모 원인은 대부분 유전적인 요인에서 찾아볼 수 있다. 가족 중 탈모가 있는 경우 유전될 확률은 50퍼센트 내외로 모계 쪽으로 잘 유전된다고 한다. 그렇긴 하지만 최근 여성 탈모는 여성의 사회 진출이 활발해지면서 육아와 가정, 직장 등에서 받는 스트레스 탓으로 보인다. 지나친 다이어트로 인한 영양 불균형, 약물 오남용으로 탈모를 겪는 사례도 늘고 있다.

한편 남성 탈모의 원인을 찾아보면 식생활의 서구화 영향으로 급속하게 증가 되었다고 볼 수 있다. 일본의 경우도 우리와 비슷한 현상인데, 제 2차 세계대전 후 대머리가 훨씬 증가했다고 한다. 서구화의 영향으로 식습관이 고칼로리, 고지방 동물성 식품 섭취가 증가한 데다 사회구조가 복잡해짐에 따라 스트레스가 늘어나고 생활 패턴이 바뀐 것이 그 이유라고 볼 수 있다. 그런데 서양인은 우리나라 사람보다 대머리가 5배 이상 많다고 한다.

술도 탈모에 커다란 영향을 미친다. 술은 열성 식품으로 열과 함께 과잉 에너지가 두뇌로 올라가 두피에 영향을 미쳐 탈모를 촉진시키기 때문이다. 이런 이유로 술을 즐겨 마시는 것은 불에 기름을 붓는 격이라 할 수 있다.

그 밖에 비누, 샴푸 등 세정제도 두피에 좋지 않은 영향을 끼친다. 비누 성분인 계면활성제는 깨끗하게 씻지 않으면 두피에 축적되어 탈모의 원인이 될 수 있다. 그러므로 세정제를 사용할 때는 맑은 물로 여러 번 헹구어 세제 잔유물이 두피에 남아 있지 않도록 한다.

또한 흡연도 탈모에 영향을 미친다. 니코틴은 강력한 혈관 수축제로서 혈관이 수축되어 좁아지면 뇌로의 혈액 흐름이 원활하지 못하다. 그러면 영양분과 산소 공급이 충분히 이루어지지 않아 탈모가 촉진되는 것이다.

이러한 이유에 비추어 볼 때 탈모 예방을 위한 최선의 노력은 무엇인가?

무엇보다 혈액순환을 원활하게 해주는 해조류와 채식 위주의 식사를 하는 것이 좋다. 대머리의 유전적 소인을 가진 사람이라도 채식을 꾸준히 하면 완전하지는 않지만 대머리의 발현을 어느 정도 억제할 수 있다. 여기에 현대인이 직면한 스트레스를 피하는 것도 중요하다. 또한 모자를 쓰면 머리에 공기 순환이 잘 안 되고 열이 생기며, 가발을 쓰면 피부에 자극을 주어 혈액순환이 잘 이루어지지 않아 두피가 짓무르기 쉽다. 나아가 머리카락이 더 많이 빠지는 결과를 초래한다. 그리고 탈모의 징후를 보이면 염색을 피하는 것이 좋다.

요컨대 머리카락은 기본적으로 온몸의 건강 상태를 보여주는 만큼 한 번쯤 식습관을 점검해 보는 것이 필요하다.

물만 잘 마셔도 건강이 보인다

건강을 지키는 간단한 기본 중의 하나가 물을 자주 마시는 것이다. 그런데 우리들은 물을 아주 적게 마시고 있다. 수많은 연구 결과 몸 속에서 수분이 부족하면 피로와 두통, 각종 성인병이 생긴다는 사실을 알려줌에도 불구하고.

사람에 따라 다르지만 보통 성인은 하루에 1리터 이상의 물을 의식적으로 보충해 주어야 한다. 소변이나 땀 외에도 호흡과 피부에 의하여 하루에 2.5리터 정도의 물이 몸 밖으로 배출되고 있다. 게다가 잠자는 동안 몸무게가 200~300그램 정도 줄면서 수분이 빠져나간다. 이에 비해 식사나 몸의 신진대사에 의하여 재흡수 되는 물의 양은 1.5리터 정도로 1리터 정도 부족하다. 이는 부족한 물의 양을 수시로 보충해 주어야 건강할 수 있다는 이야기이다.

운동을 하거나 여름철 땀을 많이 흘리는 경우 수분 손실이 크면 그만큼 물을 더 많이 마셔야 한다. 나아가 나이 들수록 의식적으로 물을 마시는 습관을 들여야 한다. 나이 든다는 것은 몸의 기능이 떨어진다는 것을 의미하므로 몸속의 수분의 양도 줄어들기 때문이다.

수분을 섭취하는 가장 이상적인 방법은 음식을 통해서 이다. 음식을 소화하는 과정에 필요한 물을 영양분과 함께 받아들이면 세포는 식후에 신선한 세포액으로 활력을 되찾는다. 특히 과일이나 채소에는 광합성으로 만들어진 칼슘, 철 등 인체에 이로운 양질의 유기 미네랄까지 함께 들어 있다.

또한 최근 연구 결과 높은 항산화작용으로 노화와 질병 예방에 탁월한 식물화학물질까지 함유돼 있는 것으로 밝혀졌으니 일거양득이라 할 수 있다.

수정같이 맑은 물을 쭉 들이켜보자. 가슴속 깊이 물과 함께 신선한 산소와 에너지가 퍼져나가는 상쾌함이 느껴질 것이다. 갈증을 느낄 때 물을 마시는 것은 이미 늦다. 몸에서 갈증을 느끼기 전에 수시로 조금씩 보충해 주어야 한다. 그러나 커피나 음료수가 물을 대신할 수는 결코 없다.

물 마시는 데도 방법이 있다. 에모토 마사루에 따르면 "물은 우리의 마음 상태를 인지하고 우리의 마음을 읽어낸다"고 한다. 그래서 물을 마실 때도 즐겁고 감사한 마음으로 마셔야 건강에 좋다고 한다. 이제 물을 어떻게 마시는 것이 좋은지 알았으니 또 다른 궁금증이 일 것이다. 어떤 물을 마시는 것이 좋은가가 그것이다.

좋은 물은 용존산소 함유량이 많은 물이다. 육각수가 대표적인 용존산소량이 많은 물에 속한다. 육각수는 물분자가 육각형 모양으로 우리 몸속 물분자의 60퍼센트가 바로 육각수이기 때문에 세포 속으로 흡수가 잘 된다. 물은 약간 차갑게 해야 육각수 형태로 변하므로 차갑게 마시는 것이 좋다.

그렇긴 하지만 물 마실 때 한 가지 주의할 사항이 있다. 바로 찬물과 더운물을 구분해서 마셔야 하는 것이다. 찬물을 싫어하거나 과민성대장증후군, 몸이 냉한 소음인 등은 따뜻한 물을 마셔야 좋다. 요컨대 물도 체질에 맞추어 마셔야 제대로 효과를 볼 수 있다.

이러한 물의 건강 효과는 크게 다섯 가지로 나눌 수 있다.

첫째, 체내에 있는 노폐물을 체외로 배출하는 해독기능을 한다. 우리가 물을 마시면 30초 만에 혈액에 도달한다. 이는 혈류를 원활히 하여 혈액순환을 도울 뿐 아니라 우리 몸에 쌓여 있는 노폐물을 소변이나 땀, 대변을 통하여 체외로 배출하는 아주 중요한 역할을 한다.

둘째, 몸에 물이 부족하면 혈액에 있는 수분을 가져오기 때문에 혈액이 농축되어 혈전이 생기기 쉽다. 혈전은 고혈압, 뇌졸중, 심장 질환을 일으킨다.

셋째, 땀을 통한 체온조절과 피부를 보호한다. 몸에 열이 나면 피부 세포를 활짝 열어 땀으로 노폐물을 배출함과 동시에 체온이 정상으로 유지된다.

넷째, 살이 빠진다. 식간에 물을 충분히 마시면 식욕 조절에 도움이 될 뿐만 아니라 세포의 대사를 촉진시켜 칼로리 소모를 증가시킨다.

다섯째, 변비 해소에 도움이 된다. 몸속에 수분이 부족하면 대장에서 수분을 빼앗기 때문에 수분 부족으로 변비를 일으키기도 한다. 물은 식 전후 1시간의 간격을 두고 마셔야 한다.

다만 물도 과하게 마시면 수독현상이 일어나 오히려 건강을 해칠 수 있으니 주의를 요한다.

변비 탈출

현대인의 대부분이 겪고 있는 변비. 어떻게 해야 이 지긋지긋한 변비로부터 탈출할 수 있을까?

전문의에 의하면 약간의 조잡한 식사를 하면 하루에 약 110그램의 대변이, 과일과 야채, 곡물이 풍부한 식사를 하면 약 370그램의 대변이 나온다고 한다. 같은 섬유소라도 콩나물, 고사리, 옥수수, 신 김치와 같은 수분 함유량이 적은 섬유소는 질기고 거칠기만 할 뿐 변비 예방에 효과가 적다. 반면 상추, 오이, 배추 등은 수분이 풍부한 채소로 자신의 무게보다 수십 배 많은 수분을 함유하고 있어 공복감을 줄여주고 대변의 부피를 증가시켜 배변을 원활하게 해준다.

따라서 씹을 때 입안에서 물기가 많이 나는 채소를 고르는 것이 변비가 있는 사람에게 좋은데, 적당한 양을 먹어야 한다.

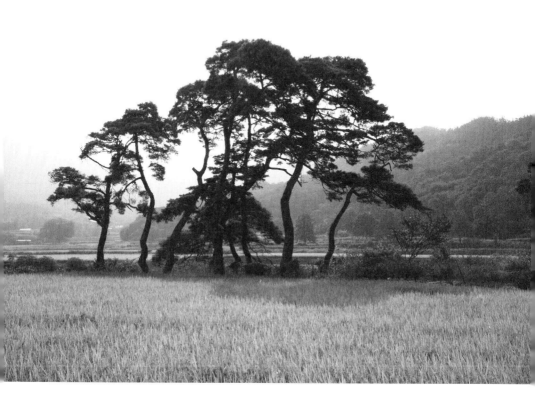

섬유소가 좋다고 하여 너무 많이 먹으면 칼슘, 마그네슘, 철분, 아연 등의 중요한 무기질이 제대로 흡수되지 않는다.

구체적으로 변비 탈출법에 접근해 보자.

첫째, 변의 양을 늘려 변의가 생기게 한다. 방법으로는 하루에 찬물을 7컵 정도 마신다. 대변 중 30퍼센트는 소화 되지 않은 찌꺼기, 70퍼센트는 수분이기 때문이다. 몸속의 열이 수분을 빼앗아 수분 부족으로 변비가 생기기도 한다. 따라서 수분을 충분히 섭취하면 대장 운동이 원활해지며 변이 묽고 부드러워져 배변이 쉬워진다.

둘째, 규칙적인 배변 습관을 갖는다. 하루 중에 변을 보는 가장 좋은 시간대는 아침식사 이후다. 가령 아침식사 전에 10~20분 걸려 변을 보던 사람이 아침식사 후에 배변을 시도하면 5분 이내로 끝나는 경우가 많다. 물론 사람마다 변을 보는 시간이 다르지만 가급적 아침식사 후가 변비를 예방해 준다. 식사를 하여 비어 있던 위에 음식물이 들어가면 대장에 영향을 줘 위와 대장의 반사운동이 일어나고, 또 음식의 밀어내는 힘으로 쉽게 변이 배출된다.

셋째, 복근 운동을 한다. 장을 자극하여 장에서 머물러 있는 찌꺼기를 밀어낸다. 마라톤도 좋다. 달리기와 같이 뛰는 운동을 하면 장도 같이 출렁출렁 움직여 정체된 변을 배출하는 데 도움이 된다.

변비를 사소한 병으로 생각하고 방치하다가는 큰 병으로 발전하게 된다. 변비가 지속되는 경우 몸속에 변이 장기간 정체되어 치질, 용종, 대장암 등으로 발전하게 되니 항상 주의를 요하며 정기적인 검진이 필요하다.

　그리고 수영은 하지 말아야 할 운동에 속한다. 수영을 하면 피부에 있는 세포를 닫아 몸속에 있는 열을 밖으로 배출하는 데 지장을 초래하여 나쁜 영향을 끼친다.

　변비약에는 장을 자극하는 것, 변을 부드럽게 하는 것 등이 있는데, 특히 효과가 빨리 나타나는 완화제를 사용하는 것은 어리석은 짓이다. 변비약을 장기적으로 먹다보면 나중에는 약 없이 변을 보지 못하게 된다.

　이를테면 항문 괄약근이 마비상태에 빠질 수도 있고, 몸에서는 자동적으로 밀어내는 자율신경 기능 저하로 고질병이 될 수도 있다.

　요컨대 육류, 밀가루, 인스턴트식품, 패스트푸드, 맵고 단 음식은 반드시 피해야 한다. 이들 식품은 열을 더 발생시켜 변비가 심해진다. 따라서 열을 발생시키는 음식을 덜 먹는 대신 차가운 성분의 야채류를 많이 먹어 열을 내려주어야 한다.

　가장 중요한 것은 아침밥은 반드시 먹고 식후 10～20분 내에 화장실에 매일 가는 습관을 길러야 하는데, 배변의 느낌이 없어도 꾸준히 그렇게 해야 한다.

머리에도 휴식을

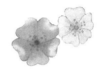

- 잦은 파마, 염색 피하자

아름다움을 추구하려는 욕구는 인류의 삶에 깊이 뿌리 내리고 있다. 하지만 참으로 방대한 세계이다. 그래서 나는 단지 아름다워 보이기 위해 요즘 흔히 하는 파마(permanent)와 염색의 이면을 살짝 들춰보려 한다.

염색약을 정기적으로 사용하는 여성이 방광암 발생 빈도가 높은 것으로 나타났다. 모발 회복 시간을 주지 않고 잦은 파마와 염색을 하면 모발에 있는 멜라닌과 수분 등을 산화시키는 성질이 있어 머리카락이 약해지거나 부러지고 탄력을 잃는다.

비듬이 많은 피부염인 경우 두피 상태가 좋지 않아 탈모가 발생할 수 있다. 또한 아토피 환자를 비롯하여 피부가 민감한 체질일수록 부작용이 잘 나타나는데, 심하면 시력에 심각한 영향을 미칠 수 있으니 주의를 요한다.

전문가에 따르면 이런 증상은 일부 화학 염색약에 들어 있는 파라페닐렌디아민(PPD)과 암모니아 성분 때문에 비롯된다고 한다. 염색약 알레르기가 있거나 피부가 민감한 사람은 PPD 성분이 없는 친환경 염색약을 사용하는 게 최선의 방법이지 않을까. 또한 암모니아가 함유돼 있는가를 확인하는 것도 필수 사항.

안전한 염색을 하려면 염색 전에 먼저 피부 테스트를 거쳐 이상 반응 여부를 확인해야 한다. 면봉에 염색약을 발라 팔 안쪽이나 귀 뒤쪽에 묻힌 다음 피부의 반응을 살피는 것이다. 피부가 간지럽거나 붓거나 진물이 흐르는 등 이상 반응이 나타나면 그 염색약은 사용하지 말아야 한다. 또 염색약 성분이 눈 주변에 묻거나 눈에 들어가지 않게 특별히 주의해야 한다.

그래서 전문가들은 안전한 염색이라도 두피나 얼굴, 목 등에 종기, 상처 또는 피부병이 있거나 임신 중 또는 임신 가능성이 있는 경우와 생리 또는 수유 중, 출산 후와 질병 회복기에는 염색 하지 말 것을 권한다. 또한 청소년들이 멋을 내기 위하여 물들이는 것도 두피 건강에 나쁜 영향을 미치는 만큼 자제할 것을 권한다.

운동을 하는것이 노후를 위한 최고의 재테크다

흔히 나이 먹는 것을 몸을 움직이지 않아도 되는 특권인 양 생각하는 것 같다. 나이 들수록 우리 몸은 신진대사가 느려져 체지방이 쌓이기 쉬운 구조로 변한다. 따라서 나이 들수록 음식량은 줄이는 반면 활동량은 늘려야 한다.

노인이라고 운동을 소홀히 하여서는 안 된다. 나이 들어 활동량을 줄이면 노화는 더 촉진된다. 한 연구에 의하면 87~96세 사이의 노인을 대상으로 2개월 간 집중적으로 다리 강화 운동을 시킨 결과 운동 전보다 근력이 평균 174퍼센트, 보행속도가 평균 48퍼센트, 허벅지 근육의 굵기가 평균 9퍼센트 증가하였음이 입증되었다. 그렇다고 늙어서 운동을 하라는 이야기는 아니다. 나이가 들거나 쇠약해질수록 반응이 약하고 적응도 느려 그만큼 효과도 적어지게 마련이다. 그러므로 더 나이 들기 전에 규칙적으로 운동을 하여 젊고 건강한 생명 활동을 유지하였으면 한다.

여기 재미있는 보고서가 있다. 국민들이 규칙적인 체육 활동을 하면 몸이 건강해지고 이로 인하여 개인 생산성이 증가돼 1인당 연간 45만 원, 국가 전체적으로 16조 원의 경제 효과가 있을 것이라는 보고가 그것이다.

친구 어머님의 얘기다. 이를테면 밥하기를 싫어하셔서 결혼 초부터 친구 아버님이 하셨다고 한다. 즉 꼼지락거리는 것 자체를 엄청 싫어하시는 성격이었다. 그렇다보니 건강도 좋지 않아 병원 신세를 지는 날이 많았다. 결혼하고 몇 년 지나면서부터 몸의 이곳 저곳이 아프기 시작하였다고 하는데, 결국 평균수명도 채우지 못하고 돌아가셨다. 그 때까지 그 어머님은 병원 신세를 졌는데, 병원비가 엄청났다. 그 병원비는 결국 내 친구가 떠맡게 되었다.

이를 통해 올바른 생활 습관을 갖는 것만으로도 자식에게 도움이 될 수 있음을 알 수 있을 것이다. 편안하고 게으른 생활 습관이 평소 약값이나 병원비 지출을 증가시키는 데, 나이 들면 들수록 더 많은 병원비를 지출해야 한다는 사실을 알아야 한다.

18세기의 한 프랑스 의사는 "운동을 약물로 대체할 수도 있지만, 완벽하게 대체할 수 있는 약물은 없다"고 하였다.

운동만 한 보약 있을까

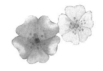

역사 이래 수많은 사람이 건강과 장수를 꿈꾸어 왔다. 그러나 번번이 실패로 끝났던 가장 큰 원인이 '생명은 운동에 있다'는 가상 소박하고 단순한 진리를 잊어버렸기 때문이다.

예로부터 체육 활동과 인체의 자연미를 숭상한 그리스. 햇볕이 내리쬐는 에게 해변 벼랑에는 다음과 같은 글귀가 새겨져 있다.

"건강하고 싶은가? 건강 달리기를 하라! 똑똑하고 싶은가? 건강 달리기를 하라! 아름다워지고 싶은가? 건강 달리기를 하라!"

생명의 기본 바탕에는 운동이 있는데, '다리를 빨리 움직이면 뇌를 먹여 살린다'는 말도 있다. 물론 뇌뿐만 아니라 모든 신체 기관에 산소를 원활하게 공급하는 가장 좋은 방법이 바로 유산소운동이다.

운동은 크게 유산소운동과 근력운동으로 나뉜다. 질병 예방을 위한 운동으로는 유산소운동이 좋다. 신선한 공기를 마시며 하는 건강 달리기, 자전거 타기, 등산, 테니스, 에어로빅 등은 심폐기능을 향상시키면서도 과격하지 않아 큰 부작용이 없다. 하지만 유산소운동이 모두 좋은 것은 아니다. 평소 몸이 허약한 소음인은 땀을 흘리는 격한 운동은 몸에 해롭다. 반면 땀이 나지 않는 근력운동이나 수영, 윗몸일으키기 등의 상체운동은 도움이 된다. 이처럼 자신의 몸에 맞는 운동이 있다는 것을 명심하자.

나는 10여 년 전부터 마라톤을 하고 있다. 풀 코스를 3시간 이내에 완주하는 것을 목표로 기록을 단축하기 위하여 팔굽혀펴기, 윗몸일으키기 등 상체운동을 한 적이 있다. 처음에는 몰랐는데, 시간이 지나면서 몸에 이상 징후가 나타나기 시작했다. 상체 운동을 한 날에는 낮 시간에 유난히 몸이 피곤하고 기력이 없었다. 어느 때는 피곤함으로 잇몸까지 붓기도 했다. 그 후 상체운동을 멈추니 컨디션이 좋아지기 시작했다.

운동은 아무리 강조해도 지나치지 않다. 운동 만한 보약이 없기 때문이다. 그럼 대표적인 운동 효과에 대해 살펴보자.

혈액을 풍부하게 한다.

혈관의 탄력을 도와 혈압을 떨어뜨린다.

폐활량을 늘려 심장근육을 강화시킨다.

근육과 뼈 인대를 강하게 해준다.

피부를 윤기 있게 해준다.

질병에 대한 저항력을 길러 준다.

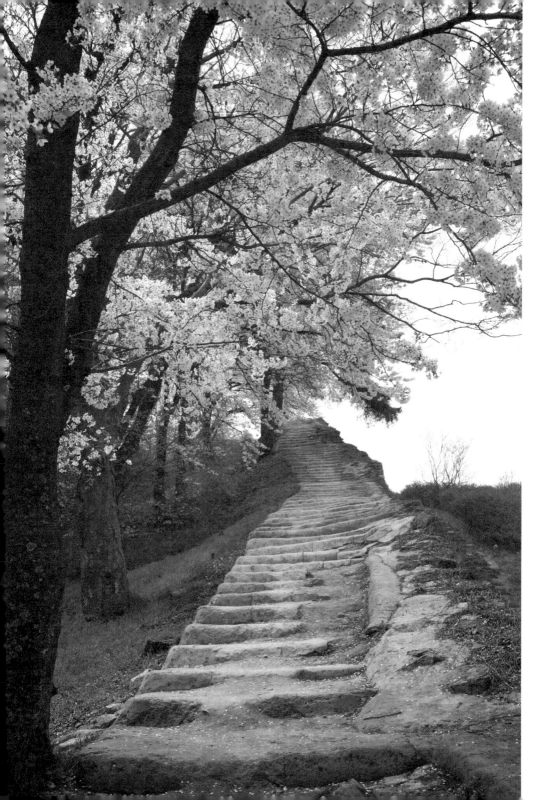

운동을 하면 우리 몸은 산소를 취하는 대신 노폐물, 발암물질, 중금속 등을 배출한다. 말하자면 산소는 지방, 콜레스테롤, 불필요한 노폐물 등을 열을 내서 태워버리고 혈액을 정화시켜 암과 같은 질병을 예방하는 것이다. 또한 뇌 속의 혈액순환을 증가시켜 스트레스를 해소하며, 업무 능률을 높이고, 우울한 정서를 회복시켜 기분을 상쾌하게 해주는 효과도 있다. 즉 우리 몸의 기초대사율을 올려준다.

기초대사율이란 우리 몸이 쉬고 있을 때 소모하는 열량의 크기를 뜻한다. 적절한 양의 운동을 하고 나면 운동이 끝나고도 적어도 몇 시간 동안은 기초대사율이 약 30퍼센트 이상 증가하고, 그 이후 하루 동안은 10퍼센트 이상 증가한다고 한다. 기초대사율이 10퍼센트 늘었다는 말은 쉬고 있는 상태에서도 인체의 모든 기관이 10퍼센트 정도 빨리 움직이고 있다는 사실을 말해 준다. 가만히 앉아만 있어도 에너지가 소모된다는 이야기이다. 그래서 운동을 꾸준히 하는 사람은 신체의 모든 면이 양호할 뿐만 아니라 성격이 쾌활하고 생활에 활기가 있으며 자신감이 넘치게 된다.

현대인들. 대체로 바쁘다는 핑계로 따로 시간을 내서 운동을 하지 않는다. 그럼 단순하고 손쉽게 할 수 있는 운동은 뭘까?

승용차로 출퇴근을 하는 경우 1주일에 2일 정도는 대중교통을 이용하는 방법을 강구하는 것도 좋다. 한두 정거장 걷는 것도 도움이 된다. 사무실이나 아파트에서 엘리베이터 대신 계단만 잘 이용해도 어느 정도 운동 효과를 볼 수 있다. 하루에 만보를 걸으면 운동 효과가 충분하다.

단 조금 빨리 걸어 약간 땀이 나게 하는 것이 좋다. 이 때 운동의
효과를 보려면 일주일에 3회 이상 하루 30~50분 정도가 적당하다.

긍정의 힘

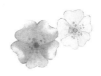

만약 여러분이 행운의 여신이라면 누구에게 행운의 선물을 갖다 줄 것인가?

미친 듯이 건강 관련 책을 찾아 읽으며, 주위 사람들의 살아가는 모습을 주의 깊게 지켜본 지 15년. 이제야 질병을 부르는 이유를 찾아냈다. 병이란 부정적이고, 급한 성격을 갖고 살아가는 사람들에게 발생하는 것임을.

건전한 정신을 가진 사람은 몸도 건강하다. 건강이란 건전한 정신에서 나오고, 말은 그 사람의 마음을 나타내기 때문이다.

결국 어떤 마음가짐으로 인생을 사느냐가 중요한데, 그 변화는 몸에 그대로 나타난다. 때문에 아무 의미 없이 노래방에서 즐겨 부르는 노래도 그냥 지나치면 안 된다. 노래를 몇 번이고 소리 내어 부르다

보면 부지불식간에 그 가사가 마음속에 자리잡아 씨를 심기 때문이다.

그래서일까? 요즈음 긍정적인 사고, 행복감, 웃음이 몸의 면역력을 높여주어 병의 예방과 치료에 도움이 된다는 사실이 여러 연구를 통해 밝혀지면서 이를 활용한 치료법이 점차 늘어나고 있다.

일본의 에모토 마사루 박사의 물에 대한 연구에 귀 기울여보자.

물에 부정적인 말을 하면 즉시 물분자는 심하게 찌그러진 상태가 되고, 칭찬이나 아름다운 음악을 들려주면 인체의 혈액 구조와 같은 질서 정연한 육각수로 변환되었다. 또한 시끄럽거나 부정적인 음악이나 소음을 들려주면 분자 구조가 일그러지는 모습을 보여 주었다.

또 다른 실험에서는 즐겁게 웃는 사람의 뇌를 조사해 보았더니 놀랍게도 독성을 중화시키고 웬만한 암세포도 죽일 수 있는 호르몬이 다량 분비되었음이 밝혀졌다.

긍정적인 생각이 얼마나 우리를 강력하게 변화시킬 수 있는지 충분히 짐작할 수 있는 대목이다. 건강하지 않은 사람, 집안에 우환이 떠나지 않는 가정의 공통점은 부정적인 사고를 하고 있다는 것이다.

그렇다면 이쯤에서 의문이 생길 것이다. 부정적인 사고도 노력에 의하여 긍정적인 사고로 바꿀 수 있는 것인가가 그것이다.

나의 경험에 비추어보려 한다. 나 자신에게 최면을 걸어 수시로 생각날 때마다 즐겁다, 행복하다 등의 말을 반복했다. 거울을 보며 웃는 연습도 했다. 그렇게 6개월쯤 하다보니 나 자신도 모르는 사이에 서서히 생각이 긍정적으로 바뀌었다. 얼굴 모습도 조금씩 바뀌는 것을 느낄 수 있었다. 나를 대하는 사람들이 내 모습이 편안하면서 밝아 보인다는 것이다. 게다가 집안에 좋은 일이 많이 생겼다. 이렇듯 마음이 평온해지고 행복을 느끼는 것이 완전히 습관화 되기까지는 1년이 넘게 걸렸다.

긍정적인 마음이 면역력을 높여 병의 증세를 호전시키는 것은 이미 의학적으로도 밝혀졌다. 건강을 위해 아무리 좋은 음식을 먹거나 운동을 해도 마음에 불만이 있거나 부정적인 생각으로 가득하면 소용이 없다. 따라서 비록 육체적으로 힘들어도 항상 마음이 밝고 긍정적이면 모든 것이 만사형통할 것이라는 진리를 오늘도 믿기 바란다.

스트레스 한방에 날리는 방법

스트레스는 성인병의 원인 가운데 약 70퍼센트를 차지한다는 의학 보고서가 나와 있을 만큼 현대인의 적이다.

꾸준한 운동이나 식이요법으로 몸을 단련하듯 마음도 긍정적인 생각을 갖는 노력을 기울여야 스트레스로부터 해방될 수 있다. 의사들에 의하면 만병의 근원이자 최대의 적은 스트레스라 한다. 적당한 스트레스는 우리 몸에 유익하지만 스트레스만큼 인체에 해로운 것도 없다.

이러한 스트레스를 많이 받으면 불안함과 초조함이 나타나고, 더 심해지면 두통, 변비, 설사 따위와 같은 신체적 증상과 불면증, 우울증 등 정신적 문제를 동반할 수 있다. 문제는 이것이 더 큰 스트레스로 이어져 악순환을 반복하기 쉽다는 것이다.

일반적으로 스트레스는 특별한 병이 없어도 피로를 유발하기도 한다. 평소 피로를 느낀다면 스트레스를 받고 있지 않나 의심해 볼 필요가 있다. 매우 경쟁적이거나 집안일에 치여 살거나 강박적인 성격의 소유자일수록 스트레스로 인한 피로에 더욱 시달리게 된다. 이상은 높고 사소한 실수도 용납하지 못하기 때문이다. 말하자면 늘 완벽함을 추구하기 때문에 웬만해서는 만족할 줄 모른다. 잘해도 스트레스를 받고, 못하면 한층 더 스트레스를 받아 나중에는 우울증으로 발전하기도 한다.

　한 번은 아버지께서 건강이 좋지 않아 10여일 간 병원에 입원하신 적이 있다. 그 당시 늘 병원에서 생활했는데, 몸에 이상이 있는 것이 아닌가 할 정도로 피로를 느꼈다. 평소 기상 시간은 4시 30분 정도로, 그 때부터 책을 읽거나 운동을 하면서 활기찬 하루를 시작했다. 그러나 병원에 있을 때는 아침에 일어나는 시간이 평소보다 2시간 정도 늦었다. 말하자면 잠을 2시간 정도 더 잤는데도 목은 뻐근하고 무언가가 짓누르는 듯한 어깨 통증 등 몸이 찌뿌듯했고, 의욕도 떨어지는 등 무기력한 상태에 빠졌다. 아버지께서 퇴원하시고 집에서 생활을 한 후에야 몸 상태가 정상으로 돌아왔다. 가령 말하자면 집안일로 스트레스성 증후군에 시달린 것이다.

　스트레스를 해소하려면 긴장을 풀고 휴식을 취해야 한다. 이 때 운동으로 아니면 신앙과 의지로 이겨내려는 마음이 필요하다.

　그렇다면 우리 자신은 어떻게 스트레스를 관리하고 있는지 잠시 생각해 볼 필요가 있지 않을까?

먼저 식생활을 바꾸어야 한다.

다음은 적당한 휴식과 안정도 필요하고, 생채소와 생과일의 비율을 높여 총섭취량의 반 이상을 먹어야 한다. 생채소와 과일은 신경세포를 부드럽게 하여 스트레스를 낮추는 작용과 함께 스트레스로 빠져나간 비타민과 미네랄을 보충해 준다.

여기에 운동도 빼놓을 수 없다. 평소 좋아하는 운동으로 땀을 흘리면 스트레스를 해소 할 수 있다.

그리고 호흡법에도 눈을 돌려보자. 스트레스를 받으면 몸이 긴장하여 자신도 모르게 무의식적으로 숨을 짧게 쉬어 폐로 들어가는 산소의 양이 줄어들게 된다. 이는 뇌와 몸의 산소는 물론 에너지도 감소시킨다는 것을 의미한다.

따라서 스트레스를 받았다고 느낄 때마다 숨쉬기에 집중하는 것이다. 얕은 숨을 쉬지 말고 깊게 숨을 들이마신다. 즉 에너지는 들이마시고 걱정은 공중으로 내뱉는 것이다.

대화 또한 스트레스 해소 방법 중의 하나다. 부담 없이 이야기하다 보면 스트레스가 반으로 줄어드는 것을 느낄 수 있다. 특히 여성은 뇌 구조상 말이 많은 관계로 말을 억제하다보면 스트레스가 쌓인다. 그래서 자신이 느끼는 문제를 다른 사람에게 쏟아냄으로써 한결 기분이 좋아진다.

눈물을 흘리며 우는 방법도 있다. 체면이고 뭐고 눈치 볼 것 없이 슬프거나 답답하면 한바탕 울어버리는 것이다. 사람의 눈물에는 다량의 스트레스 해소 호르몬이 포함되어 있다. 따라서 실컷 울 줄 아는 사람이 그렇지 않은 사람보다 스트레스를 덜 받는다. 눈물을 흘리는 데 필요한 것으로는 슬픈 드라마나 영화가 딱 좋다. 주위 사람들이 의식된다면 혼자만의 조용한 곳을 선택하면 된다. 한동안 울고 나면 마음이 한결 후련해진다. 감정을 적극적으로 표현하는 것만으로도 충격이나 질병으로부터 우리 몸을 보호할 수 있기 때문이다.

그 밖에 스트레스를 잘 다루기 위해서는 명상이나 요가 등 자신에게 맞는 요법을 해보는 것도 좋다. 이 때 눈물이나 땀 등 몸에서 액체가 나오지 않는 고통은 우리 내부 기관을 울게 한다는 것을 마음에 새겨두자.

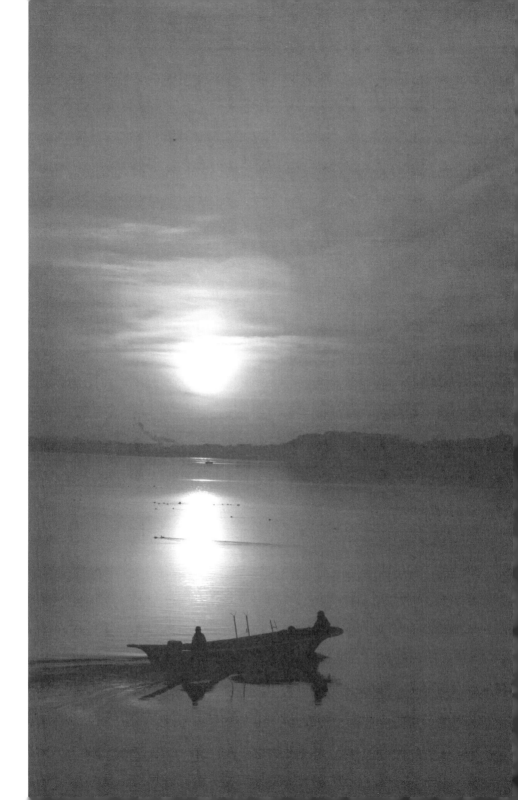

웃으면 건강해지고, 행복은 덤으로

행복이란 소수의 사람들한테만 찾아오는 특별한 것이 아니다. 언제, 어디서든 누구나 느낄 수 있는 평범한 감정인데, 다만 그것을 찾고자 노력하는 사람들에게 좀 더 많이 머무를 뿐이다. 행복을 찾는 가장 좋은 방법은 웃는 것이다. 웃음은 최고의 얼굴 화장법이며, 건강을 지키고 행복에 이르는 최선의 방법이다. 이러한 웃음이 우리에게 주는 선물은 무엇인가.

첫째, 얼굴이 환해진다. 자주 웃으면서부터 얼굴이 윤기 있게 변하는 것을 알 수 있을 것이다.

둘째, 좋은 일이 생긴다. 소문만복래, 이 말은 집안에는 웃음이 있어야 한다는 의미로서, 가족의 소중함과 건강한 웃음의 의미를 강조하는 말이다. 우리 조상들의 해학의 미가 잘 묻어나 있는 말로 오늘날 사회에서도 중요시해야 할 덕목이라 여겨진다.

셋째, 성공이 쉽다. 인간은 누구나 성공하기를 원하지만 그것이 말처럼 쉬운 일이 아니다. 그렇다고 결코 어려운 일만도 아니다. 방법은 웃음에서 찾으면 된다. 웃음이 성공으로 가는 지름길이기 때문이다. 또한 진정한 성공이란 사람을 많이 얻는 것인데, 그러려면 상대의 마음을 열어야 한다. 그것이 바로 웃음이다. 항상 부드러운 미소가 감돌게 하라. 표정이 아름다워야 성공할 수 있다. 그래서인지 성공한 사람들의 인상은 좋으며, 항상 웃는 얼굴을 하고 있다.

넷째, 성인병을 예방할 수 있다. 소리를 내어 크게 웃으면 폐의 기능을 좋게 하고, 스트레스와 분노, 긴장을 완화시키고, 혈압을 떨어뜨리며, 혈액순환을 개선시키는 효과가 있다. 이런 까닭에 심장마비와 같은 돌연사를 예방하고, 암이나 성인병에 대한 저항력을 높여 나쁜 균이 우리 몸에 번식하는 것을 예방하는 면역세포의 힘을 증강시켜 준다.

다섯째, 학업성적이 향상된다. 낙천주의적 학생이 그렇지 않은 학생보다 학업성적이 더 높은 것으로 나타났다. 실제로 한 학교에서 수업 시간 전에 '나는 공부를 잘 한다' '하하하' 등 긍정적인 생각과 웃는 연습을 반복했더니 성적뿐만 아니라 친구들 간에도 우애가 좋아졌다고 한다.

여섯째, 스트레스가 해소된다. 현대인의 생활은 긴장과 스트레스의 연속이다. 불청객인 스트레스는 우리의 신체활동 여러 부위에 직접적으로 매우 큰 영향을 미치는데, 그 예로 먼저 각종 암을 들 수 있다. 또한 흔히 나타나는 증상은 소화가 잘 안 되고 불면증이 찾아온다. 어떤 경우 원형 탈모증이 생기기도 하고, 면역력이 떨어져 크고 작은 질병에 걸리기도 한다. 이럴 때 맘껏 웃어라. 웃음이 최고의 명약이다.

일곱째, 최고의 유산소운동이다. 실제로 웃음은 전신운동이라 할 만하다. 크게 웃으면 얼굴은 물론 위장, 가슴, 근육, 심장까지 움직이게 하여 상당한 운동 효과가 있다. 웃을 때 근육의 수축과 이완을 반복하는 동안 호흡과 심장박동수가 증가하면서 혈액에 산소 공급이 활발해지고 스트레스로 축소된 혈관도 확장시켜 혈액순환이 잘 되기 때문이다.

웃음 전문가에 의하면 '웃음은 모르핀보다 300배 이상 강력한 효과를 갖고 있는 호르몬을 분비시킨다'고 한다. 이는 우리가 운동을 하면 기분이 좋듯이 웃고 나면 기분이 좋은 것은 웃음이 운동 효과 못지 않게 우리 몸에 이롭다는 것을 증명한다.

따라서 '행복해서 웃는 것이 아니라 웃음으로써 행복해진다'는 말처럼 행복의 조건은 첫째도, 둘째도, 셋째도 웃음이다. 그러니 어떠한 방법으로든 크게 한번 웃어보자.

입 호흡이 질병 일으킨다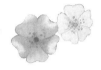

    우리들 대부분은 입을 벌린 채 무표정하다. 무엇이 잘못되었는지 알 수 없지만 이제부터 입을 곱게 다물도록 하자. 한 조사에 의하면 성인의 절반 정도가 입으로 호흡하고 있다는 결과가 있다.

    여러분은 평소 입으로 호흡하는가? 아니면 코로 호흡하는가? 만약 입으로 호흡하고 있다면 분명히 몸의 한 부분에 질병을 갖고 있을지도 모른다.

    사람의 호흡기관은 코다. 코로 들이마신 공기는 비강을 통과하는 동안 공기 중에 떠다니던 세균이나 바이러스와 같은 유해 물질이 걸러지고, 적당하게 온도와 습기가 더해져 산소가 흡수되기 쉬운 형태로 폐로 보내진다.

    그런데 본래 호흡기관이 아닌 입으로 차고 건조한 공기와 각종 유해 물질을 들이마시면 세균이나 바이러스가 번식하기 쉬워 면역력이 떨어진다. 또한 콧물, 눈물이 말라 세균에 대한 방어력이 손상을 입게 된다. 이로 인해 인체의 다양한 기관이나 세포에 영향을 미쳐 각종 질병에 시달리게 되는 것이다.

오구라(Ogura) 박사의 연구에 의하면 입으로 호흡을 하는 경우 코로 호흡하는 경우보다 혈액 속의 산소량이 20퍼센트 정도 적은 반면 이산화탄소의 양은 20퍼센트 정도 많았다.

혈액 속의 산소가 부족해지면 집중력이 떨어지고, 기억력이 감퇴되며, 피로를 호소하는 등 여러 가지 증상을 일으킬 수 있다. 따라서 평소 건강이 좋지 않다면 호흡을 제대로 하고 있는지 점검해 볼 필요가 있다.

나는 지금으로부터 대략 13년 전까지는 입으로 호흡을 한 것 같다. 그 때는 악성 비염으로 코가 막혀 도저히 코로 호흡을 할 수 없었다. 그 상태가 얼마나 심했냐 하면 신체검사 결과 병역 의무에서 면제되었으니 나의 건강 상태를 짐작할 수 있을 것이다. 뿐만 아니라 심한 축농증, 잦은 감기, 피부병, 변비, 핏기 없는 얼굴 등 여러 가지 질병으로 고생하고 있었다.

그래서 마라톤을 하기로 결심했다. 마라톤을 시작하면서 호흡에 관심을 갖고 의식적으로 호흡을 코로 하기 시작하였다. 처음 시도할 때는 얼굴이 일그러지고, 코가 막혀 잘 되지 않았다. 더구나 감기가 들었을 때는 코가 막혀 더욱더 힘들었다. 하지만 부단히 노력한 결과 점차 코로 호흡하게 되었다. 그러자 낯빛에 생기가 돌기 시작하더니 점차 비염, 피부병은 물론 감기로부터도 해방되었다.

입으로 호흡하는 습관이 밴 사람이라도 조금만 노력하면 코로 호흡하는 습관을 들일 수 있다. 코로 신선한 산소를 천천히 들이마셔 폐까지 충분히 보낸 후, 이를 다시 코로 천천히 내뱉으면 부교감신경 우위 상태가 되어 긴장 이완 효과도 얻을 수 있다. 따라서 의식적으로 코로 호흡하는 습관을 들여야 한다. 되도록 배기가스나 먼지가 없는 깨끗한 공기 속에서 심호흡하는 것이 좋다.

다시 한번 말하지만 우리 인간에게는 코라는 호흡기관이 있으므로, 이를 통해 호흡하는 습관을 들여야 한다. 이는 어찌 보면 너무 당연한 일 아닌가.

하루에 15분씩 햇볕 쬐기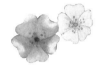

　유럽 사람들이 공원이나 해변에서 일광욕 하는 모습을 텔레비전이나 잡지를 통해 보았을 것이다. 햇볕을 자주 볼 수 없는 탓에 이렇게 인위적으로라도 일광욕을 해야 몸에 이롭기 때문이다.

　참으로 다행인 것은 우리나라의 경우, 기후가 고르기 때문에 그렇게까지 할 필요는 없지만 잠깐씩이라도 햇볕을 쬐는 것이 건강상 좋다. 날마다 15분 이상 햇볕을 쬐면 하루에 필요한 비타민 D가 생성되니 그 정도의 시간이면 충분하다. 문제는 이 비타민 D란 물질은 칼슘 흡수를 도와 뼈를 튼튼하게 하고 골다공증을 예방한다. 하지만 음식으로 보충하기가 어렵기 때문에 반드시 적당하게 햇볕을 쬐야 한다. 특히 나이가 들수록 노화로 인해 피부조직에서 비타민 D의 합성 능력이 떨어지기 때문에 햇볕이 더 필요하다.

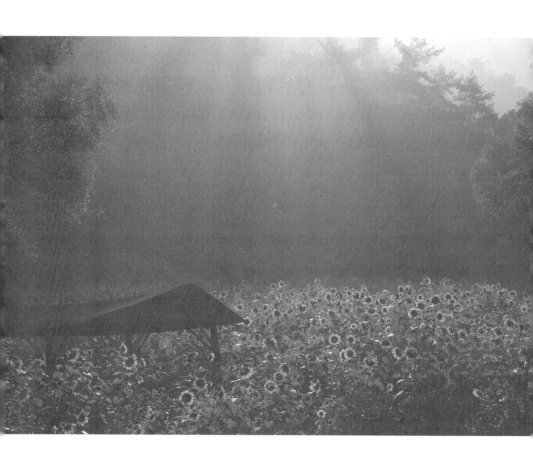

그리고 나이 들어갈수록 발생되는 골다공증, 무엇이 문제인가?

골다공증이란 단단하여야 할 뼈가 여러 가지 원인에 의해 골소실에 의한 골량의 감소와 골조직의 미세구조의 파괴로 뼈가 약해지는 현상을 말한다. 이러한 골다공증은 골절이 일어나기 전까지는 특별한 증상이 없기 때문에 침묵의 질환이라고 불린다. 보통 골다공증 하면 칼슘 부족을 생각하기 쉽다. 하지만 칼슘 못지 않게 중요한 것이 비타민 D이다. 비타민 D는 기본적으로 칼슘 흡수를 도와 골밀도를 향상시킨다. 즉 칼슘 섭취 시 비타민 D가 절대적으로 필요하다는 이야기다. 비타민 D는 햇볕을 받으면 몸속에서 만들어지므로 적절한 야외활동을 하면 골다공증을 예방할 수 있다.

한 가지 더 꼽자면 불면증 환자에게도 꼭 필요한 것이 햇볕이다. 그래서일까? 대부분의 의사가 불면증 환자에게 '낮에 밝은 태양 아래서 한 시간 정도 산책을 하라'는 처방을 내린다. 햇볕은 수면을 유도하고 우울증에 관여하므로 잠을 이루지 못하거나 우울한 기분이 자주 드는 사람이 햇볕을 쬐면 멜라토닌이 활발히 분비되어 밤에 더 깊은 잠을 잘 수 있기 때문이다. 하지만 햇볕이 강렬한 한낮과 식후 2시간 이내는 일광 노출을 피하는 것이 좋다. 태양 에너지가 소화를 방해하여 에너지 균형을 바꿀 수 있기 때문이다.

또한 과도한 자외선은 피부 노화를 촉진하고 활성산소를 발생시켜 세포를 파괴하거나 세포를 자극해 피부암, 기미, 주근깨의 원인이 되기도 하니 주의를 요한다.

문제는 지나치게 화장품을 많이 바르는 경우이다. 대개의 화장품에 자외선을 차단하는 성분이 들어 있으므로 비타민 D 부족현상이 일어나 골다공증을 불러일으킨다. 그럼에도 불구하고 오존층이 파괴되어 자외선을 쬐면 인체에 유해하기 때문에 외출 시 자외선 차단제를 듬뿍 발라야 한다는 마술에 걸려 과다 사용하다 보니 심각한 상황 아닌가.

깨끗이 손을 씻자

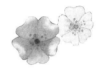

겉보기에 따라 깨끗해 보일 수도 있는 손. 하지만 사람의 손은 끊임없이 무언가를 집거나 만지기 때문에 각종 유해 세균에 가장 많이 노출되어 있다. 사람의 한쪽 손에만 평균적으로 약 6만 마리 정도의 세균이 있다는 조사결과가 있다. 이는 결과적으로 손에 묻은 세균은 눈과 코 그리고 입, 피부 등으로 옮겨져 질병에 감염될 뿐 아니라 만지는 음식과 물건 등을 통해 다른 사람에게도 전염된다.

그래서 손씻기 하나만 제대로 실천해도 감기, 배탈, 독감, 대장염, 유행성 눈병 등 각종 감염질환의 60~70퍼센트는 예방이 가능하다고 전문의들이 강조한다. 이를테면 독감이든 감기든 간에 바이러스는 공기를 통해 직접 입으로 전달되기보다는 바이러스가 묻어 있는 손을 입이나 코에 갖다 댐으로써 감염되기도 한다. 특히 화장실을 사용하고 나서 손을 씻지 않은 사람과 악수를 나누었을 때 그 사람의 대변에 있던 균이 2시간 안에 내 입에서 발견될 확률이 39퍼센트라 한다. 문제는 손씻기의 중요성을 인식하지 못하거나 알더라도 실천하지 않는 사람이 많다는 것이다.

그렇다면 언제 손을 씻어야 할까?

첫째, 고기류, 생선, 해산물, 멸균 처리 과정을 거치지 않은 우유 및 유제품 등의 날음식과 씻지 않은 과일, 야채, 흙, 먼지, 곤충 등을 만졌을 경우

둘째, 외출해서 돌아온 직후의 경우

셋째, 대소변을 본 후와 주방 및 화장실을 청소한 뒤. 특히 공중 화장실의 변기 손잡이와 수도꼭지를 만졌을 때에는 감기의 원인이 되는 박테리아와 접촉했을 가능성이 높아 주의를 요한다.

넷째, 돈이나 오래된 책을 만졌을 경우

다섯째, 음식물을 먹기 전이나 요리하기 전의 경우

여섯째, 컴퓨터와 마우스 등을 사용했을 경우. 컴퓨터 작업을 하면서 무엇인가를 먹을 경우 여기에서 나온 음식 부스러기가 자판기 틈을 통해 빛이 잘 닿지 않는 곳에 있다가 습기 등과 결합하게 되면 균이 서식할 수 있는 최적의 서식지로 변한다.

일곱째, 애완동물을 만졌을 경우

여덟째, 재채기를 하거나 코를 푼 경우

아홉째, 운전을 한 후의 경우. 차안에서 세균이 가장 많은 곳이 운전자의 손이 자주 닿는 운전대와 기아 변속기로 밝혀졌다. 이것에는

공중 화장실의 변기보다 더 많은 양의 세균이 서식한다고 한다.

열째, 가족들이 자주 사용하는 전화기 및 아이들이 가지고 노는 장난감을 만졌을 경우. 이것에는 여드름 및 뾰루지의 원인균이 있을 수 있다.

이 모든 것의 상당 부분은 손을 씻는 것만으로도 예방할 수 있다. 어린아이들에게는 적어도 귀가 후, 식사 전, 화장실을 다녀온 후에는 반드시 손을 씻는 습관을 가르쳐야 한다. 손은 자주 씻을수록 좋다. 특히 노인과 만성질환자는 수시로 씻어야 한다. 또 손을 자주 씻는 것이 결코 결벽증이 아니라는 사실을 주위 사람들에게도 주지시킬 필요가 있다.

지금까지 손씻기에 대해 장황하리만큼 얘기했는데, 여전히 고개를 갸우뚱한다면 다음 이야기에 귀 기울여 보라.

중세 때 페스트가 퍼지면서 유럽 인구의 3분의 1이나 되는 사람이 목숨을 잃었다. 그런데 페스트를 유대인이 퍼트렸다는 소문이 돌았다. 그 이유는 유대인들이 페스트에 걸리지 않았기 때문이다. 유대인에게는 손을 씻는 행위는 신과 만남을 약속하는 신성한 행위로 절대로 빠뜨려서는 안 되는 일로 인식되고 있다. 교회 입구에는 물 담은 그릇을 놓아 손을 씻고 들어가야 한다. 유대인은 목욕을 자주 하고 음식을 먹기 전에는 손을 씻으며 화장실에 다녀온 뒤에도 반드시 손을 씻는 등 몸을 깨끗이 하는 종교적인 의식이 있기 때문에 페스트의 위험으로부터 벗어날 수 있었던 것이다.

내친김에 손을 씻는 방법에 대해 간단히 살펴보자.

첫째, 흐르는 물에 손을 적신 후 충분히 비누칠을 한다.

둘째, 손바닥과 손등을 닦는다.

셋째, 손톱 밑도 깨끗이 닦는다.

넷째, 흐르는 물에 비누를 완전히 씻는다.

다섯째, 물기를 닦는다.

여러분과 주변 사람들이 동시에 건강하려면 위생적인 손씻기에서 시작됨을 잊지 말았으면 한다.

인생을 바꾸는 숙면의 과학

잠이란 하루 일로 지친 몸을 쉬는 시간을 마련해 주고, 또 피곤해진 신경세포를 회복해 준다고 할 수 있다. 잠을 잘 자기 위한 행동을 알아보자.

첫째, 담배나 많은 양의 술을 삼간다. 과음 후 2시간 정도 지난 후 잠을 자야 숙면을 취할 수 있다.

둘째, 텔레비전 시청을 삼간다. 신경이 예민한 사람의 경우 텔레비전을 보다 보면 자신도 모르게 계속 보게 된다. 뇌는 긴장되고 몸은 흥분된 상태가 되어 잠이 쉽게 오지 않는다.

셋째, 땀에 젖을 정도의 심한 운동을 하지 않는다. 장기로 모아져야 할 혈액이 온몸으로 퍼져 뇌로 가는 혈류량 증가로 머리가 맑아져 몸이 예민한 사람의 경우 잠이 잘 오지 않는다. 또한 운동은 교감신경을 자극하므로 부교감신경이 우위가 되는 밤 시간에 하는 것은 그다지 좋지 않다. 저녁이나 밤에 하는 운동은 하루의 피로를 푸는 마사지(massage)나 스트레칭 정도로 가볍게 끝내는 것이 제일 좋고, 잠자기 2시간 이내에 운동을 하면 오히려 잠을 쫓아버릴 수 있으니 주의해야 한다.

넷째, 야식을 먹지 않는다. 식사 후 2~3시간이 경과되어야 소화가 마무리된다. 음식물이 위에 있는 상태에서 잠을 자면 취침 중 발효되어 유해가스가 생겨 혈관 속으로 들어가 인체에 그대로 흡수된다.

넷째, 잠을 자려고 하는 강박관념에서 벗어난다. 모든 일에는 순리가 있고, 욕심을 부리면 안 되는 경우도 많이 있다.

일반적으로 오랜 기간 동안 불면증을 겪게 되면 먼저 수면제를 복용하게 된다. 그러나 가급적 수면제 복용은 피하는 것이 좋다. 대부분의 수면제에는 화학물질이 들어 있으므로 습관성이 되기 쉽다. 따라서 이러한 물리적인 것보다 돈 안들이면서 쉽게 하는 방법을 찾는 것이 좋다. 깊은 호흡이 그것이다. 자리에 눕자마자 깊게 숨을 들이마시면 온몸에 퍼져 있던 혈액이 장기로 모이면서 마음이 안정되어 잠이 잘 온다.

낮잠은 최고의 피로 회복제

　유럽이나 미국 등의 일부 기업에서는 안전과 생산성을 높일 수 있도록 근무 일정에 낮잠 시간을 두고 있다고.

　짧은 낮잠은 업무 능률 향상에도 도움이 된다. 말하자면 낮잠을 자면 그렇지 않은 사람보다 집중력이 향상돼 학습 또는 업무 능률이 현저히 높은 것으로 나타났다. 사실 그럴 수밖에 없다. 짧은 낮잠에도 성장호르몬이 분비되기 때문이다. 낮잠은 결국 하루에 두 번의 상쾌한 아침을 만들어 주는 셈이다.

　우리 몸의 신체 리듬상 수면 욕구가 가장 강해지는 시간도 새벽 4시 무렵과 아침잠에서 깨어나 8시간이 지난 후인 오후 2시에서 4시 사이이다. 하루 중 이 때가 되면 피로 때문에 머리가 멍하고 온몸이 무기력해진다. 점심식사 후 찾아오는 이 침체기는 어쩔 수 없는 것일까? 아니면 피할 방법이 있는 것인가?

오후는 여러 이유로 어차피 몸이 휴식을 원하는 시간대이므로 졸음을 쫓기 위하여 진한 커피 한 잔으로 버티는 것보다 낮잠을 살짝 자는 것이 훨씬 더 효과적이다. 졸리거나 피로를 느꼈을 때 10분 정도 짧은 잠을 자면 몸의 상태가 한결 가뿐해진다. 졸음에 장사 없고 세상에 가장 무서운 것이 눈꺼풀이라 했다. 총탄이 쏟아지는 생사의 갈림길인 전쟁터나 바다 한가운데의 난파선에서조차도 졸음을 이기지 못한다. 낮잠이 자연스러운 욕구라면 게다가 건강과 업무 능률 향상에 도움이 된다면 눈치 보지 말고 짧게나마 잠깐 조는 것이 현명하다. 원래 잠든 동안 우리 몸은 피로를 풀면서 재충전하고 뇌의 정보를 재정리해 기억력을 강화한다. 낮잠도 이와 다를 바 없다.

당신이 잠든 사이에도 뇌는 정보를 재정리하고 긴장했던 근육은 잠시 이완·재충전된다. 낮잠이 일의 능률과 집중력, 학습 능력 향상에 도움이 되는 것은 그 때문이다.

몸이 쉬고 싶어하는 때를 잘 이용하는 것이 짧은 휴식으로 컨디션을 회복하는 비결이다. 따라서 피곤할 때는 5분이든 10분이든 몸을 쉬게 하자. 눕기가 어려운 경우라면 눈을 감고 의자에 기대는 것만으로도 피로가 풀린다. 단 낮잠은 20분 이상 자지 않는 것이 좋다.

낮잠으로 수면을 보충했던 레오나르도 다빈치(Leonardo da Vinci). 그는 하루에 4시간 이내로 잠을 잤다. 대신 틈틈이 낮잠으로 휴식을 취하면서 잠을 줄여 20년 이상 노동 시간을 덤으로 얻었다. 결과 인류 역사상 위대한 업적을 남긴 한 사람이 되었다.

낮의 짧은 수면은 휴식을 원하는 생물학적 요구에 대한 자연스러
운 반응이다. 그러니 살짝 낮잠을 자두자. 낮 시간의 휴식을 보상해
줄 뿐만 아니라, 그 시간에 비해 크나큰 회복을 갖다주는 것이 확실
하니까.

자율신경 건강법

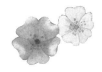

아파서 병원에 가면 의사가 '자율신경에 이상이 있습니다'라고 말하는 것을 들었을 것이다.

도대체 자율신경이란 무엇인가?

우리의 신체 활동은 모두 자율신경 지배 아래 있다. 그만큼 우리의 건강에 중요한 역할을 한다. 혈압, 혈당, 호흡, 심장 등의 순환기나 위 등 소화기관의 활동은 자율신경에 의해 신체의 여러 장기와 조직을 조절한다. 그 외에 땀이나 침 등의 분비, 소변 배설, 체온 등 몸속의 내적 조절 기능도 수행한다. 이러한 자율신경에는 교감신경과 부교감신경이 있는데, 양자는 각각 정반대로 서로 길항작용을 하며 작동한다.

교감신경이란 운동할 때나 낮에 활동할 때 우위를 점하는 신경을 말한다. 이는 주로 심장의 박동수를 높이고 혈관을 수축시켜 혈압을 올리는가 하면 소화관의 작동을 멈추게 하는 등 몸을 긴장시켜 활동적인 상태로 조절한다.

반면 부교감신경이란 식사를 하거나 휴식을 취할 때 우위를 점하는 신경을 말한다. 이는 주로 심장의 박동을 부드럽게 하거나 혈관을 확장시켜 혈류를 촉진하여 심신을 이완 상태로 조절한다. 또한 세포의 분비나 배설을 촉진하는 작용이 있어, 부교감신경이 우위를 점하면 소화액 분비나 배변이 촉진된다.

이렇듯 여러 가지 신체활동을 자율신경, 즉 교감신경과 부교감신경이 균형을 이루며 조절하는 것이다.

요컨대 우리 몸은 교감신경과 부교감신경 우위의 상태가 서로 반복되면서 균형을 이룬다고 볼 수 있다. 날마다 밤과 낮이 바뀌면서 교감신경과 부교감신경이 시소가 움직이듯 밤낮의 리듬에 따라 작용하는 것이다. 그런데 어느 한쪽으로 치우치면 균형이 깨지면서 몸에 이상 신호가 나타나기 시작하는 것이다.

그렇다면 교감신경과 부교감신경의 균형을 유지하기 위해서는 어떻게 해야 할까?

첫째, 가급적 스트레스를 받지 않도록 해야 한다.

사실 우리들 생활이 아주 복잡 미묘하여 스트레스를 받지 않고는 도저히 살아갈 수 없는 상황이 되고 말았다. 때문에 마음을 잘 다스려야 하는데, 현실과는 너무 거리가 멀다. 그렇다 하더라도 기억해야 할 것은, 어떤 상황에 처했을 때, 불평불만을 토로하면 자신의 교감신경을 자극하여 스트레스를 가중시킨다는 사실.

그렇다면 스트레스를 받을 것인가 다스릴 것인가? 이 때 중요한 점은 생체반응은 정반대로 일어난다는 사실이다. 말하자면 불안, 초조, 짜증 섞인 부정적인 감정은 교감신경을 예민하게 만들어 심장을 상하게 한다. 하지만 웃음은 부교감신경을 자극해 심장을 천천히 뛰게 하는가 하면 혈액순환을 원활하게 하여 몸 상태를 편안하게 만들어 각종 성인병을 예방한다.

둘째, 자연의 섭리에 따른 규칙적인 생활을 해야 한다.

해가 뜨면 일어나 활동을 하고 식사 후에는 적당한 휴식을 취하고 해가 지면 잠을 자는 것이다. 인간은 태고 때부터 이러한 자연의 리듬에 맞추어 생활해 왔다. 장기의 여러 가지 기능이나 면역 시스템도 오랜 세월 동안 자연에 맞게 길들여져 왔다.

따라서 이에 역행하면 면역력과 직결된 자율신경이 손상되어 면역력이 자라지 못한다. 이유는, 인간은 하루 동안 일정한 리듬에 따라 자율신경이 작용하기 때문이다.

살아 있는 모든 동물은 호르몬 영향으로 아침에 일어나면서부터는 신체가 활발하게 움직이도록 자율신경의 교감신경이 우세해지고, 밤이 되면 신체가 휴식 상태로 전환되어 쉴 수 있도록 부교감신경이 활성화 된다. 이 때 그 전환이 제대로 이루어져야 면역력이 정상적으로 발달하는 것이다. 밤늦도록 잠을 자지 않으면 낮 동안 활성화 된 교감신경의 우세 상태가 지속된다. 그러면 뇌가 휴식을 취해야 하는데 쉬지 못하고 활동해야 하기 때문에 자연히 면역기능에 이상 신호가 발생하게 되는 것이다.

그런데 현대인들 대다수가 치열한 경쟁, 바쁜 일상생활로 자연의 리듬을 무시한 채 생활 하고 있다. 불규칙한 식사와 과식, 그리고 잠, 지나친 운동과 운동 부족 등 모두 자연의 리듬을 깨뜨리는 것들이다. 즉 자율신경의 균형을 무너뜨리는 것뿐이다.

따라서 지금이라도 우리 인간은 어디까지나 자연의 일부라는 사실을 떠올려보자. 그리고 세월을 거슬러 올라가는 불가능을 꿈꾸기보다는 지금 이 순간부터 우직한 마음으로 시작의 첫 발을 내딛어 보자. 지름길만 찾으려고 우왕좌왕하다간 그 어느 곳으로도 갈 수 없다.

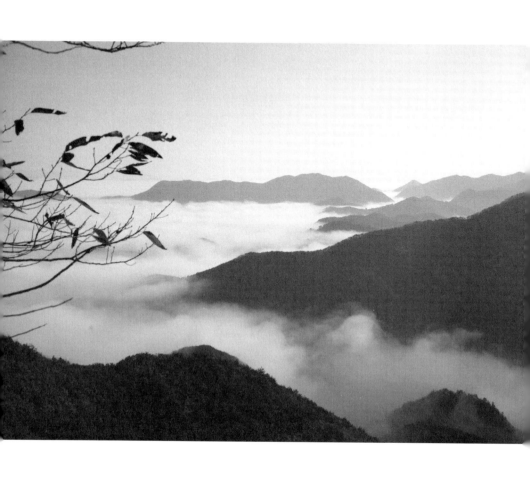

탱탱 피부 비법

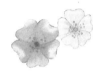

피부는 그동안 살아온 자신의 모습을 그대로 나타내는 거울이라 할 수 있다. 또한 마음상태도 피부에 나타나는데, 초조하거나 불안하면 피부색이 달라지고 얼굴 근육도 이기적으로 뭉쳐진다. 육체적·정신적인 자기 생활의 결과물이기 때문이다. 따라서 피부를 잘 가꾸려면 먼저 몸과 마음이 건강해야 한다.

사실 인체는 20대가 넘으면 서서히 피부에 주름이 생기기 시작한다. 다만 20대 피부는 주름이 오밀조밀 모여 있고 폭이 좁으며 세포 크기도 균일하다. 하지만 점차 나이가 들어감에 따라 내부 장기의 노화 진행으로 피부도 피지선 기능과 피부 수분이 저하되고 색소 침착이 누적되는 등 탄력과 윤기가 사라지면서 주름의 골이 깊게 나타난다. 또한 세포의 크기가 넓어지고 모양이 불규칙하게 커지기 시작한다. 즉 각질이 두꺼워져 전체적으로 칙칙해지는 것이다.

그렇다면 노후에도 20대 못지 않는 아름다운 피부를 유지할 수 있는 비결이 있을까?

첫째, 운동을 통해 몸을 관리한다. 사실 아름다운 피부를 결정하는 것은 피부에서 가장 위에 있는 각질층이 열쇠를 쥐고 있다. 각질층에 수분이 부족하면 피부의 탄력이나 윤기를 잃게 된다. 땀은 각질층에 수분을 공급한다. 이런 까닭에 아무리 건성피부인 사람도 운동이나 목욕으로 땀을 흘리고 난 뒤 피부를 만져보면 부드러움을 느낄 수 있는 것이다. 이는 각질층이 수분을 충분히 공급받았거나 운동으로 땀을 통해 불필요한 체내 노폐물을 배출함으로써 피부 탄력을 좀 더 오래 유지하기 때문이다.

둘째, 긍정적인 사고를 한다. 스트레스나 불평불만으로 마음이 불편하면 곧바로 얼굴에 나타난다. 말하자면 피부는 생기를 잃고 트러블이 생기거나 탄력을 잃는다. 이는 피부도 인체의 장기와 연결되어 있기 때문이다. 이럴 경우 긍정적인 사고를 함은 물론 좋은 생활 습관을 들여 내부의 장기를 다스리는 것이 우선이다. 원활한 신진대사를 통해 체내 독소를 빼낼 수 있기 때문이다.

셋째, 채소와 과일을 먹는다. 유제품, 라면, 빵, 튀김, 과자류, 육류, 가공식품 등이 체질에 맞지 않을 경우 피부 질환에 치명적일 수 있다. 방법은 이들 식품을 피하고 제철 과일과 채소를 먹는 것이다. 특히 어려서부터 과일과 채소를 즐겨 먹는 식습관이 필요하다. 어렸을 때부터 길들여진 건강한 채식 습관은 성인이 된 후의 습관으로도 이어지기 때문이다.

넷째, 숙면을 취한다. 수면 중에는 우리 몸의 면역력 증가와 노화 방지를 도와주는 성장호르몬과 멜라토닌이 분비된다. 따라서 숙면을 취하지 못하거나 수면 시간이 부족하면 노화가 빨리 오고 면역력도 떨어진다. 이로 인해 얼굴에 버짐이 생기는가 하면 부석부석해지고, 피부도 노화 되고, 주름과 기미, 주근깨가 잘 생긴다.

다섯째, 규칙적인 생활을 한다. 그러면 원활한 혈액순환으로 자연스럽게 피부 관리 효과를 볼 수 있어 싱싱하고 부드러운 피부를 만들 수 있다.

여섯째, 담배를 피우지 않는다. 흡연으로 인한 노화 현상은 신경과 근육, 피부, 모발에만 그치지 않고 눈에도 영향을 미친다. 노화와 관련하여 말하면, 눈이 뿌옇게 되는 백내장은 흡연자들이 비흡연자들보다 정신적으로나 육체적으로 좋지 않은 건강 상태를 보인다. 또한 흡연자가 중년이 되면 피부 주름 때문에 훨씬 더 나이 들어 보인다. 피부 밑 혈관을 지나는 혈액의 흐름을 방해하기 때문이다.

맑고 아름다운 피부를 유지하려면 몸속의 노폐물을 없애야 한다. 그리고 스트레스를 받지 않도록 피로를 줄여야 한다. 혈액순환의 원동력은 피부이다. 피부에 혈액 공급이 제대로 이루어지지 않는 것이 주름이 증가하는 주요 원인이 될 수 있다.

요컨대 피부는 우리 몸에서 체온을 조절하는 가장 중요한 기관이다. 그런데 이러한 피부가 제 역할을 수행하지 못하면 노폐물이 제대로 배출되지 않는다. 이는 평소 피부를 잘 가꾸어야 하는 이유이다.

피부는 건강의 척도이다. 이제 자신의 건강과 아름다움을 위해 식단을 채식으로 바꿔 보자. 몸속이 평온하고 건강해야 행복한 표정이 넘쳐나고 훨씬 아름다워 보이지 않겠는가.

텔레비전 중독, 왜 나쁜가?

우리 몸에서는 하루에 수십만 개의 세포가 생성과 소멸을 반복한다. 활동을 하면 활성화 된 세포로 교체되고 활동을 하지 않으면 활성화 되지 않는 게으른 세포로 교체되어 몸이 움직이기를 싫어하는 방향으로 변하게 된다. 이는 습관으로 이어져 결국 비만이 되어 각종 질병을 앓게 된다. 따라서 무슨 일이든 하는 버릇을 들이면 원활한 혈액순환 영향으로 건강은 물론 성격도 밝아지고 남들에게 비춰지는 인상도 좋아진다. 또한 무슨 일을 하든 적극적으로 하게 되어 일의 성과도 향상된다.

요컨대 움직이기 싫어한다는 것은 가장 나쁜 습관을 가진 것이다. 이제부터 텔레비전 앞에서 과감히 떠나라. 그리고 활기차게 몸을 움직이는 습관을 들여라. 집안에만 또는 사무실에만 있지 말고 밖으로 나가 행동반경을 넓여라. 생각이 커지고 성격이 밝아지고 명랑해져 삶에 의욕이 생긴다. 그러면 성공과 건강이라는 두 마리 토끼를 잡을 수 있다.

사실 텔레비전은 학습 및 독서 능력 저하 그 이상의 악영향을 끼친다. 이를테면 사고 능력을 저하시키는데, 이는 초기 아동기부터 노년에 이르기까지 두루 나타난다.

텔레비전을 보는 시간이 매일 2시간이 넘으면 비만, 고혈압, 당뇨 등 성인병 위험이 높아진다는 연구 결과가 나왔다. 또한 정상적인 몸무게의 아이가 텔레비전을 시청할 때 신진대사율이 12퍼센트 감소한다는 연구 결과도 있다.

일반적으로 몸을 움직이지 않는 것이 건강에 좋지 않은데, 몸을 꼼짝 않고 텔레비전만 보는 것은 특히 나쁘다. 이는 앉아서 바느질을 하거나 자동차를 운전하는 것보다 혈액순환이 낮기 때문이다. 텔레비전을 많이 보는 사람은 운동이나 움직이는 것을 싫어하는 특징이 있다. 이들은 당뇨, 심장병 등의 유병률이 높은데, 고지방, 고칼로리 식품을 좋아하는 습관을 갖고 있기 때문이다. 이러한 식습관은 텔레비전의 음식 광고가 식욕을 자극하는 것과 연관이 있는 것으로 나타났다.

게다가 텔레비전을 시청하면서 무엇인가를 먹을 경우, 먹고 있다는 걸 제대로 의식하지 못한다. 텔레비전 프로그램에 빠져 공복감이나 포만감을 제대로 느끼지 못하기 때문이다. 이들의 먹는 양을 보면 다른 사람에 비해 무려 8배나 많다고 한다.

어려서부터 가만히 앉아 텔레비전을 보거나 게임을 하면서 움직이기 싫어하는 습관을 들이면 성인이 된 이후까지 영향을 끼쳐 평생 질병으로 고생하게 된다는 사실을 알아야 한다.

그렇다고 모든 텔레비전 프로그램이 나쁜 것은 아니다. 아이에게 권할 만한 교육적 가치가 높은 프로그램도 많다. 하지만 아이의 건강과 행복을 위해서는 부모가 아이의 텔레비전 시청을 관리·감독해야 한다.

가족력 질환 생활 방식으로 극복할 수 있다

병에 걸리는 요인은 여러 가지가 있지만, 중요한 것 중 하나가 바로 부모에게 물려받은 유전자를 원인으로 볼 수 있다. 부모를 쏙 닮은 아이를 많이 보았을 것이다. 그러면서 가족끼리 외모뿐 아니라 체질이나 심지어는 걸리는 질병도 비슷한 경우가 많아 놀라곤 한다. 그래서인지 질병으로 병원을 찾으면 무엇보다 먼저 가족이나 가까운 친척, 같이 사는 사람들의 의학적 내력인 가족력에 대해 묻는다. 이러한 가족력은 혈연 간 유전자를 일부 공유한 것 외에도 비슷한 직업과 사고방식, 생활 습관과 동일한 식사, 주거환경 등 특정 질병을 유발하는 환경을 같이 하기 때문에 중요하다.

이를테면 고혈압의 경우 부모가 모두 고혈압이면 태어난 아이가 고혈압에 걸릴 확률이 45퍼센트이고, 부모 중 어느 한쪽이 고혈압이면 그 확률은 28퍼센트로 떨어진다. 부모의 혈압이 양쪽 모두 정상이면 아이가 고혈압에 걸릴 가능성은 아주 낮아진다. 당뇨병도 부모가 모두 앓고 있다면 아이도 당뇨에 걸릴 확률이 높다. 그 외 부모가 병이 없다고 해서 아이가 병에 걸리지 않는 것은 아니지만, 그럴 가능성은 확률상 상대적으로 매우 낮다. 식습관이나 생활 습관이 비슷해 부모 중 환자가 있으면 발병 위험은 50퍼센트 정도 높아진다.

가족이나 친척 가운데 우울증 환자가 있을 경우 전혀 없는 경우보다 발병할 가능성이 월등히 높다는 연구 결과도 있다. 우울증도 다른 질병과 마찬가지로 병 자체가 유전되지는 않지만 우울증에 쉽게 걸릴 수 있는 취약성은 일부에서 유전되는 경우라고도 볼 수 있다.

어떤 사람은 우울증이나 스트레스에 대한 저항력이 센 반면 어떤 사람은 작은 스트레스에도 견디지 못해 한다. 이러한 까닭은 그동안 살아온 가정환경, 즉 집안 내력과 관계가 있다.

암 또한 커다란 영향을 미친다. 암 가족력이 있는 경우, 젊은 나이에 암이 발생하였다면 그만큼 유전력이 강하다는 의미다. 또한 같은 암이라도 형제 자매에게 발병한 암은 부모에게 발병한 암보다 자신에게 발병할 확률이 훨씬 높다는 연구 결과가 있다. 암은 우성 유전자를 통해 내려오므로 부모 중 한 명이 암 환자일 때 자녀가 암에 걸릴 확률은 50퍼센트 정도다. 물론 부모와 형제·자매에게 동시에 특정 암이 있을 경우에는 위험이 더욱 증가한다.

따라서 가족 중에 암환자, 그것도 젊은 나이에 암에 걸린 사람이 있다면 건강관리에 더욱 신경을 써 40세 이후부터는 정기적으로 검사를 받아야 한다.

하지만 부모에게 물려받은 유전자도 하루하루의 후천적인 생활 습관, 즉 긍정적인 사고, 운동 앞에서는 더 이상 좋지 않은 영향을 미치지 못한다. 이는 어떤 유전자를 갖고 타고났는가 보다 그 유전자를 어떻게 관리하는가가 더 중요하다는 것을 의미한다.

따라서 태어날 때부터 아주 연약한 몸으로 태어났거나 특정 질병 또는 잔병치레를 많이 하는 약한 몸을 갖고 있는 가족력이 있다면 무엇보다 먼저 식생활을 개선하거나 운동을 꾸준히 하는 등 규칙적인 생활을 해야 한다. 그러면 각종 암이나 성인병 등을 사전에 어느 정도 예방할 수 있기 때문이다.

여름철 건강관리

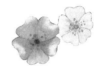

- 냉방이 여름을 타게 하는 주된 원인

　자연의 일부인 인간이 아무리 첨단 기술을 이용하여 편리하고 쾌적한 생활을 해도 자연을 떠나서는 존재할 수 없고, 더더욱 자연의 순리를 역행하면 건강을 기대할 수 없다. 자연 친화적인 생활 그 자체가 바로 오늘날 최고의 건강법이 되고 있다. 자연의 순리를 따른다는 것은 어려운 일이 아니다. 여름에는 온도는 높은 반면 낮이 길고 밤이 짧기 때문에 늦게 자고 일찍 일어나 활동하고, 더위를 피하기에 앞서 어느 정도 함께 하면서 우리 땅에서 자라는 제철 자연식품을 먹으면 된다.

　여름에는 나무의 영양분이 뿌리 쪽에서 나뭇잎 쪽으로 이동하듯이 우리의 몸도 에너지가 몸의 깊은 곳에서 체표면으로 이동한다. 따라서 신체의 피부는 더워지나 몸 내부는 차가워지게 된다. 이처럼 여름철은 양기도 밖으로 뻗어나가야 하는 때이므로 피부를 통해 밖으로 발산하면서 적당히 땀을 흘려주어야 한다. 그런데 에어컨이나 선풍기의 차가운 바람은 피부를 강제로 차갑게 식히면서 땀구멍을 강제로 닫게 하여 몸을 좋지 않게 만들거나, 냉방병을 일으키거나, 몸 컨디션을 찌뿌듯하게 만드는 등의 원인이 된다.

그럼 건강한 여름나기의 비결은 뭘까?

첫째, 실내외 온도차를 가급적 5도 이내로 맞춘다. 체온은 몸속의 피와 물, 기를 순환하게 하는 원동력이다. 날씨가 덥다고 해서 차가운 것만 찾다간 오히려 건강에 큰 해를 끼친다.

둘째, 적절한 운동이나 야외 활동을 통해 땀을 흘려 양기가 발산되도록 한다. 이 때 주의해야 할 것은 땀을 지나치게 흘리지 말아야 한다. 땀을 흘리는 것은 단순히 인체에서 물만 나가는 것이 아니다. 땀은 인체에 해로운 노폐물이 배출되기도 하지만 적은 양이나마 인체에 이로운 미네랄이 함께 빠져나간다. 결국 지나친 땀은 인체의 양기와 수분이 부족하기 쉽다.

셋째, 여름철 과일을 먹는다. 이 때 먹는 과일은 몸속에 수분을 보충하고 진액을 만들어 갈증을 해소하고 열을 내려준다. 수박, 참외, 포도, 오이 등이 그것인데, 뜨거운 햇볕을 받고 제대로 익으면 내부에 차가운 성분의 물이 가득하게 된다. 또한 비타민 C와 각종 미네랄, 효소 성분도 많다. 이것은 우리 몸의 신진대사를 원활하게 해 몸속 독소를 배출시키는 역할을 한다. 그래서 평소 열이 많은 사람, 스포츠를 즐기는 이들에게는 최고의 보약 역할을 한다. 하지만 몸이 냉하거나 소화기관이 약한 사람은 복통이나 설사를 동반할 수도 있으니 주의를 요한다.

그런가 하면 주의해야 할 것이 있다.

첫째, 술을 마시지 말아야 한다. 몸이 지쳐 있고 몸속의 장기도 제기능을 못할 정도로 피로한 상태라 가벼운 술이라도 몸에 무리를 많이 주기 때문에 피하는 게 좋다. 특히 뇌졸중, 당뇨병, 고혈압, 동맥경화증, 위염 등의 질병을 앓고 있는 경우 여름철 알코올 섭취로 인해 증세가 악화될 수 있으므로 술을 피해야 한다. 또한 술을 마실 때는 충분한 수분 공급으로 탈수 상태를 예방하는 것이 좋다.

둘째, 에어컨 바람, 선풍기 바람 등 너무 차가운 것은 피한다. 찬 것은 체온을 떨어뜨려 혈액이나 기의 흐름을 방해하기 때문이다. 우리 몸은 36.5도 정도를 유지해야 신진대사가 원활해지고 혈액순환, 호르몬 작용, 면역 체계 등이 안정 상태에 놓이기 때문이다.

셋째, 소화기관이 약한 냉체질은 먹는 음식에 주의해야 한다. 찬 음식은 가뜩이나 부족한 양기를 더 부족하게 만들기 때문에 소화 장애가 생긴다. 평소 소화기능이 약한 소음인들에게는 찬 음식은 독약이나 마찬가지다. 즉 양기가 부족해지면 인체 내부의 장기는 차가워진다. 그러한 상태에서 차가운 물이나 아이스크림, 냉장고에서 꺼낸 찬 음식을 먹으면 설사와 같은 소화 장애가 생기기 쉽다. 이들은 양기가 밖으로 빠져나가 내부가 차가워져 있는 상태이기 때문에 속을 따뜻하게 할 수 있는 추어탕이나 삼계탕, 꿀, 고추, 겨자 같은 음식으로 속을 다스리는 것이 도움이 된다. 이럴 때 에어컨의 찬 바람을 너무 쐬거나 찬 음식을 지나치게 먹으면 인체 내부를 더욱 차게 만들어 몸의 균형을 깨뜨리게 된다.

요컨대 덥다고 더위를 피해 마냥 시원하게 지낼 것이 아니라 적당히 땀을 흘리면서 우리 선조들이 그랬던 것처럼 이열치열로 여름을 슬기롭게 보내자.

냉방 제품이 병을 부른다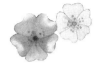

여름에 에어컨 없으면 못산다는 사람이 많다. 그런데 에어컨이나 선풍기를 즐겨 사용하면 나이 들어 중병으로 고생할 가능성이 높다고 해도 마냥 좋아할 것인가?

우리 몸은 무더운 여름이면 체온이 올라가 땀을 많이 흘린다. 반면 차가운 날씨에서는 피부를 움츠러들게 하여 열의 발산을 막는다. 이처럼 우리 피부는 온도에 중요한 작용을 한다.

도대체 피부는 어떤 작용을 하는가?

첫째, 호흡 작용을 한다. 화재로 화상을 입고 사망하는 사람은 피부로 산소를 흡입하고 이산화탄소를 배출하지 못하기 때문에 산소 부족으로 사망하는 것이다.

둘째, 흡수 작용을 한다. 오이 마사지나 우유 마사지 등을 하는 이유는 몸에 좋은 성분을 피부를 통하여 흡수하기 위한 작용이다. 목욕할 때 몸에 좋은 한약재를 이용하는 것도 같은 원리이다.

셋째, 체온조절 작용을 한다. 날이 더우면 피부에 있는 세포를 활짝 열어 몸 안에 있는 열을 체표로 이동시킨다. 이어 땀을 통해 열을 몸 밖으로 배출함으로써 체온을 낮춘다. 반대로 날씨가 추우면 모세혈관이 좁아져 체온을 뺏기지 않기 위하여 세포가 최대한 움츠러든다.

살펴본 바와 같이 피부는 정말 중요한 역할을 한다. 그런데 에어컨이나 선풍기 등의 냉방 제품을 장시간 사용하여 피부가 제 역할을 하지 못하게 하면 어떤 결과가 발생하는가? 몸속에 쌓인 열이 몸 밖으로 배출되지 못하다 몸의 약한 부위를 공격하여 질병이 생긴다.

더운 날에 시원한 곳에 가거나 시원한 바람을 쐬면 누구든 좋아한다. 그래서 잠을 잘 때도 에어컨과 선풍기 바람을 쐬기도 한다. 하지만 이렇게 자연에 반하는 편리함과 당장 좋은 것만 추구하는 사소한 생활 습관 하나하나가 쌓이면 후일 건강을 잃을 수도 있다는 사실.

따라서 여름에는 땀을 적당히 흘리며 덥게, 최대한 자연과 더불어 사는 것이 여름을 잘 나는 건강 비결이다. 그래야 겨울 동안 건강하게 지낼 수 있고, 노후에도 건강한 생활을 할 수 있다는 사실도 명심하자.

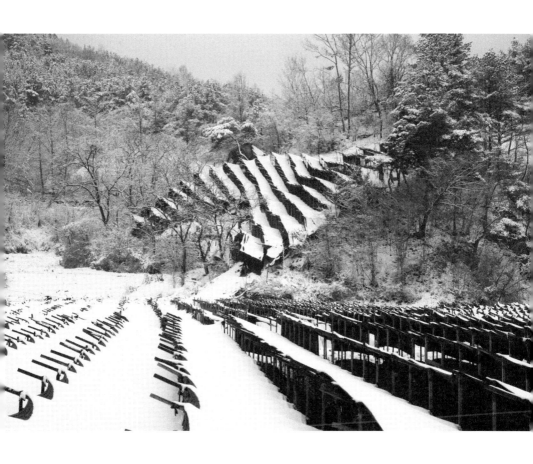

겨울철 건강관리

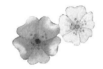

- 에너지를 비축하는 계절

체온을 일정하게 유지하는 데 중요한 '양기'는 생명 유지에 빠뜨릴 수 없을 만큼 중요하다. 수목이 잎을 떨어뜨려 봄을 기다리듯, 우리들의 몸도 쓸데없는 에너지 소모를 막고 '양기'를 비축해 둘 필요가 있다. 이것이 겨울 양생의 기본이다.

겨울에 우리 몸은 추운 환경에 적응하기 위해 여름과는 반대로 인체 외부는 차가운 반면 내부는 더운 기운으로 가득하다. 이럴 때 자연의 순리를 어기고 추위를 모를 만큼 난방을 하거나 뜨거운 목욕물에 너무 오래 있는 것은 몸을 이완시켜 오히려 해로울 수 있다. 열이 피부 세포를 활짝 열어놓음으로써 체내 기운을 급격히 배출시켜 몸의 균형과 면역력을 떨어뜨리는 원인이 되기 때문이다. 병약한 사람이 아니라면 약간 춥게 지내는 것이 몸속에 있는 열 배출을 억제하여 건강에 이롭다.

요컨대 겨울에는 너무 뜨거운 것을 피해야 한다. 겨울 날씨가 따뜻하면 음이 보전되지 못해 다음해 여름에 그 영향으로 건강에 이상 징후가 나타나게 된다. 사람도 자연의 일부인 만큼 최대한 자연에 순응해서 살아야 건강을 유지할 수 있다.

그런데 현대인의 일상생활은 어떤가? 일반적으로 자연을 거스르는 생활을 하고 있다. 현대인은 하루 20시간 넘는 시간을 밀폐 된 실내 공간에서 보내고 있는데, 실내에서 발생하는 각종 오염물질은 실외보다 1,000배 이상 높다.

사실 먹는 음식 못지 않게 들이마시는 공기도 중요하다. 사람이 며칠 굶어도 살 수 있지만 3분만 호흡하지 않으면 사망하게 된다. 특히 날씨가 쌀쌀한 겨울철에는 창문을 꼭꼭 닫고 난방을 하다보니 실내 공기가 오염되고 건조하기 쉽다. 건조하고 오염된 공기는 감기를 비롯한 호흡기 질환과 아토피와 같은 피부 질환을 많이 유발하고 학생들의 학업 능력도 떨어뜨린다. 눈에 보이지 않을 정도의 미세 먼지 또한 많다.

그렇다면 건강하게 겨울을 나는 방법은 무엇인가?

첫째, 한 시간에 5분 정도 창문을 열어 실내 공기를 환기시킨다.

둘째, 수시로 청소를 한다. 두꺼운 겨울옷들로 인해 보이지 않는 미세 먼지가 많기 때문이다.

셋째, 실내온도는 18도 정도로 약간 춥다는 느낌이 들게 유지한다. 실내온도가 높으면 습도가 낮아지고 바깥 공기와 온도 차이가 너무 많으면 다양한 질환의 발병 요인이 되기도 한다.

넷째, 내복을 입는다. 그러면 체감 온도를 3도 정도 높일 수 있다. 건강에 도움도 되고 고유가 시대에 에너지도 절약할 수 있는 일석이조의 효과를 볼 수 있다.

다섯째, 바람이 덜 불고 따뜻한 날에는 야외활동을 통해 햇볕을 쬔다. 자외선을 받는 것이 피부와 호흡기를 단련시켜 주는 데 도움이 된다.

여섯째, 옷은 두꺼운 옷보다 얇은 옷을 여러 벌 껴입는다.

일곱째, 춥다고 지나치게 움츠리지 말고 틈틈이 운동을 한다. 이 때 주의를 요하는데, 준비운동으로 추위로 뭉쳐진 근육을 충분히 푼 다음에 본 운동을 해야 한다. 인체는 추위에 노출되면 혈관이 좁아지면서 혈액순환이 줄어들고 그러면서 근육의 피로가 쌓여 근육이 경직되는데, 이것이 근육 손상으로 이어지는 경우가 많다. 그리고 혈액순환 저하를 초래하여 고혈압 등 심혈관 질환자는 따뜻한 낮 시간을 이용하여 몸에 무리가 가지 않는 정도에서 활동하는 것이 좋다.

여덟째, 식단은 비타민과 무기질이 풍부한 것으로 준비하는 것이 건강에 이롭다.

가습기 사용 완벽 가이드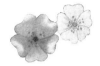

날씨가 건조해지면 제일 먼저 준비하게 되는 것이 가습기다. 가습기를 사용하면 적절한 수분을 공급해 호흡하기가 한층 편해지고 컬컬했던 목이 부드러워지는 것을 느낄 수 있다. 말하자면 호흡기질환 등을 예방하는 훌륭한 건강 조력자 역할을 한다고 볼 수 있다.

하지만 대부분의 세균은 먼지가 많고 온도와 습도가 높은 곳에서 잘 번식한다. 그래서 가정에서 사용하는 가습기를 검사해 보면, 거의 모든 제품에서 엄청난 세균이 발견되곤 한다. 이를 통해 가습기 관리를 제대로 하지 않으면 오히려 건강을 해칠 수도 있음을 알 수 있을 것이다.

여기 가습기 사용을 위한 완벽 가이드를 보자.

첫째, 최소 2~3미터의 거리를 두고 사용해야 한다. 가습기를 지나치게 가까운 곳에 두고 사용하거나 옆에 두고 잠을 자면 굵고 차가운 수분 입자가 바로 호흡기로 들어가 기관지 점막을 자극하여 건강을 해친다. 따라서 위생적으로 관리하지 않거나 환기가 제대로 되지 않은 상태에서 사용하면 병을 유발할 수 있다. 물통에 곰팡이, 세균, 진드기가 번식해 균 자체, 또는 균이 만든 독소에 의해 호흡기 질환이나 아토피를 유발할 수 있음이 그것이다. 따라서 집안에 노약자나 어린아이가 있을 때는 특히 주의를 해야 한다.

둘째, 창문을 자주 열어 환기시킨다. 실내 공기가 습해지면 오히려 세균이 증식될 우려가 있으니 실내 공기가 지나치게 습해지지 않도록 하루에도 여러 번 환기시켜 주는 것이 좋다.

셋째, 하루에 한 번 물을 교체한다. 하루 지난 물에는 잡균이 자라서 물이 오염되기 쉽기 때문이다.

넷째, 물은 가급적 끓여서 식힌 물을 사용한다. 그래야 곰팡이 등의 세균이 번식하지 않게 된다.

다섯째, 날마다 본체와 물통을 씻는다. 가습기는 습도가 높아 세균이 번식하기 쉽고 물통이 오염되면 호흡시 세균을 그대로 마시게 되기 때문이다.

이런 까닭에 잦은 청소가 중요한 것이고, 사용하지 않을 때는 건조한 상태로 보관해야 곰팡이가 생기지 않는다.

집먼지 진드기 주의보, 카펫, 침구류

눈이 펑펑 내리는 추운 겨울이면 따뜻한 아랫목에 앉아 언 몸을 녹이던 온돌이 자꾸만 생각난다. 그런데 현대식 주택이 자리잡으면서부터 온돌이 우리들의 먼 기억 속으로 잊혀지려 하고 있다. 이 온돌의 빈자리를 대신 채워줄 수 있는 것이 없을까? 바로 카펫이다. 문제는 이것이 단순히 보온성을 넘어 시각적인 아름다움만큼 우리 몸에도 과연 효과적인가 하는 것이다.

실내오염의 주범은 뭐니뭐니해도 집먼지 진드기다.

집먼지 진드기는 25도 안팎의 온도와 80퍼센트 정도의 습도에서 가장 잘 번식한다. 이들은 사람 피부의 때나 비듬을 영양분으로 하여 사는데, 주로 침구류·천소파·옷·자동차 시트 등에 기생한다.

하지만 이들은 습도가 60퍼센트 이하로 떨어지면 생존력이 떨어지므로 적당한 습도 유지는 이들을 없애는 데 매우 중요하다. 그리고 일광 소독은 햇빛에 포함된 자외선으로 이들을 없애는 데 도움을 준다. 적당한 환기를 통한 습도 유지 또한 이들의 번식을 억제하므로 알레르기 질환자가 있는 경우 꼭 일광 소독과 환기를 철칙으로 삼아야 한다. 그런가 하면 가습기를 틀더라도 너무 눅눅해지면 곤란하며, 집안에 지나치게 많은 화분 또한 금물이며, 애완 동물 등도 키우지 않는 것이 좋다.

요컨대 집먼지 진드기를 억제하기 위해서는 가능한 카펫을 사용하지 않는 편이 좋으며, 사용할 경우 2주에 한 번씩 뜨거운 물로 깨끗하게 세탁하는 것이 효과적이다.

좀 더 구체적으로 말을 하면, 베개 역시 위생상태가 좋아야 한다. 잠자면서 흘리는 땀이 흡수되는 베개는 축축해져 잘못 관리하면 집먼지 진드기가 자라기 좋은 환경으로 각종 세균의 온상지가 될 수 있다. 특히 실내 공기가 건조한 겨울철에는 세균 번식이 더욱 활발해지기 마련이다. 따라서 베갯잇 역시 자주 세탁해야 함은 물론 적어도 일주일에 한 번 정도는 베갯잇을 벗긴 베개를 30여 분 햇볕에 쬐는 것이 좋다.

보통 전문의로부터 질환에 대해 이야기를 들을 때 '예방만이 최선'이라는 말을 많이 듣는다. 그런데 집먼지 진드기로 인한 알레르기 질환만큼이나 이 말이 잘 들어맞는 경우도 없는 듯하다.

나잇살 관리 노하우

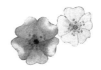

　나잇살이라는 말을 들어보았을 것이다. 나잇살은 누구에게나 찾아올 수 있는 것이기에 절대 방심하면 안 된다. 나이를 먹으면 신체의 기능이 떨어지면서 근육량과 기초대사량도 상대적으로 줄어드는 반면 지방은 늘어나게 된다. 이 과정에서 생기는 비효율적인 살이 바로 나잇살이다.

　그런데 심장이 뛰고 숨을 쉬고 혈액이 순환하고 체온을 유지하는 기본적인 생명현상에 사용되는 에너지가 30세가 지나면 10년마다 근육이 3킬로그램씩 줄고, 기초대사량은 한 살 먹을 때마다 1퍼센트씩 떨어진다고 한다. 활동량을 비롯하여 모든 조건이 일정해도 중년이 되면 3년에 1킬로그램씩 나잇살이 생긴다는 조사결과도 있다.

　똑같은 음식을 먹는다 해도 에너지 소모가 적기 때문에 칼로리가 하복부나 허벅지 등에 지방으로 쌓여 나잇살이 되는 것이다. 간혹 '나는 먹는 양도 별로 많지 않은데 뱃살이 찌는지 모르겠네'라고 하소연하는 경우가 있다. 물론 그럴 수도 있다. 그러나 이런 경우 꼭 돌아봐야 할 습관이 있다. 간식을 자주 먹거나 군것질을 많이 하지 않나 하는 것이다. 나잇살은 절대 거짓말을 하지 않는다. 나잇살은 먹는 만큼 찌고 활동하고 움직이고 생각하는 만큼 빠지게 되어 있다.

비만 여성 중 75퍼센트 이상이 과도한 탄수화물 섭취로 인해 하체 비만인 것으로 나타났다. 하루에 필요한 당질의 최소량은 100그램 정도. 그러나 우리나라 여성의 경우 하루 평균 300그램 이상의 탄수화물을 섭취하는 데, 이 중 밥으로만 얻는 양이 대략 200그램에 달한다. 나머지는 빵, 햄버거, 과자 등 과자류와 아이스크림 등 단 음식을 과도하게 먹는 것으로 나타났다. 달고 부드러운 탄수화물은 빠른 포만감과 행복감을 주지만 체내에서 지방으로 전환되어 비만 유발의 원인을 제공한다. 이 때 치료 방법으로는 잡곡밥 위주의 식단과 채식 위주의 반찬이 도움이 된다.

나잇살이 무서운 이유는 고지혈증, 심장 질환, 뇌졸중 등을 일으키는 주된 요인이 내장 지방과 관련이 있기 때문이다.

나잇살 관리 노하우는 무엇인가?

먼저 기초대사량을 늘려야 한다. 나이가 들수록 칼로리는 낮추되 단백질은 충분히 섭취해야 한다. 단백질 섭취는 근육량이 줄어드는 것을 방지하고 피부 탄력을 유지할 수 있기 때문이다.

물을 마시는 것도 기초대사량을 높이는 하나의 방법이다. 하루에 7

컵 정도의 물만 제대로 마셔도 3킬로그램 정도의 살이 빠지는 효과를 볼 수 있다. 나잇살의 근본 요인은 근육이 부족하기 때문이므로 나이가 들수록 유산소운동이나 근력운동을 실시하여 얇아진 피하지방을 근육으로 채워야 피부 탄력을 떨어뜨리지 않으면서 체지방을 효과적으로 태울 수 있다.

또한 강도 높은 운동보다는 빠르게 걷기, 달리기, 자전거 타기, 등산 등의 가벼운 유산소운동을 오랜 시간 하는 것도 방법이 된다. 힘들여 빨리 달리는 고강도 운동은 운동을 하는 동안 체지방이 아니라 주로 포도당과 같은 탄수화물이 운동의 에너지로 이용되기 때문이다.

병은 이로부터 시작된다

젊을 때는 건강의 중요성을 인식하지 못해 자연히 치아관리에도 소홀할 수밖에 없다. 그런데 치아관리에 소홀하면 후일 치매를 앓을 가능성이 3배 이상 높은 것으로 나타났다. 바꾸어 말하면 일찍부터 치아 관리를 잘하면 결국 치매를 예방하는 데 일조를 한다는 뜻이다.

그것이 어떻게 가능한가? 지금부터 하는 이야기에 놀라지 말 것을 당부한다.

사람의 입 속에는 대장에 있는 똥 속 세균보다 훨씬 더 많은 박테리아가 살고 있다. 그런데 이보다 더 겁나는 것은 양치질을 하지 않으면 이 세균들이 순식간에 엄청나게 증식한다는 것이다. 그래서 잇몸 질환과 충치, 입 냄새 등 구강질환을 일으킬 수 있고, 나아가 감기는 물론 골다공증이나 암, 동맥 경화증과 같은 심각한 질환의 원인이 되기도 한다. 심지어 임신부의 조산 가능성마저 높인다고 한다.

좀 더 귀를 쫑긋 세우고 다음 이야기에 귀 기울여 보자.

미국 버팔로 대학 연구팀의 발표 논문에 따르면, 혀에 사는 세균은 잇몸병을 일으키는 것도 모자라 뼈 손실을 가져와 골다공증 발병 위험도 높인다고 한다. 그런가 하면 혀에 낀 설태를 내버려두면 지속적으로 증가한 세균이 구강 안 점막을 자극해 구강암 발생률을 배 이상 높인다는 연구 결과도 있다. 그래서 양치질 할 때 혀도 함께 닦으라고 강조를 하는 것이다.

또한 영국 브리스톨 대학의 연구진에 의하면 입 속 세균은 심장병이나 뇌졸중 같은 무시무시한 질환이 생길 수도 있다고 한다.

입 속에 있는 수많은 박테리아가 잇몸의 상처를 통해 혈소판에 달라붙어 응고되면, 이 혈액이 혈액순환 장애를 일으켜 심장을 움직이는 데 필요한 영양과 산소 공급을 제한해 심장 발작까지 일으킨다는 것이다.

아무리 건강하더라도 입안이 불결하면 심장병이 생길 수 있다니 놀랍다. 바꿔 말하면 양치질을 잘 하면 심혈관 질환 예방에도 큰 도움이 된다는 뜻이다.

그런데 이보다 더욱 놀라운 사실은 양치질을 하면 즉각적으로 효과를 발휘하는 감기다. 입 속에 있는 감기 바이러스는 양치질을 자주 해 입안을 청결하게 하는 것만으로도 없앨 수 있으며, 감기 발병률도 40퍼센트나 낮아질 수 있다고 한다. 특히 중환자의 경우 폐렴이 생기기 쉬운데 간단한 양치질로 폐렴을 예방할 수 있다.

양치질을 소홀히 해도 되는 사람은 없지만 양치질을 더욱 꼼꼼하게 해야 하는 사람은 있다. 평소 지병을 앓고 있는 경우인데, 특히 당뇨 환자가 그렇다.

당뇨 환자는 소변을 많이 보기 때문에 수분이 과다 손실되어 타액이 감소된다. 이는 세균이 성장하기 좋은 환경이 되어 충치가 많이 생긴다. 따라서 이미 발생한 질환은 철저히 치료해야 하며, 질환이 더 진행되지 않도록 입안을 잘 관리하는 것이 중요하다. 이를테면 정기적으로 치과 정기검진을 받아야 함은 물론 평소 이 닦기에 신경을 써야 하며, 잇몸 마사지를 해야 한다. 또한 식후나 잠자기 전에는 반드시 이를 닦아야 하는데, 이때 정확한 칫솔질이 중요하다. 요컨대 치아 건강이란 단순히 개인 건강의 문제가 아니라 사회의 행복 지수를 높이는 것을 말한다. 하루 세 끼 불편함 없이 먹음으로써 맛의 즐거움을 느끼고 영양소를 골고루 섭취할 수 있기 때문이다.

이 관리 잘하는 법

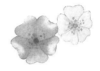

　칫솔질이란 단순히 이에서 음식물 찌꺼기만을 닦아내는 것을 뜻하지 않는다. 말하자면 입안에서 박테리아가 성장하고 번식하여 이를 썩게 하거나 잇몸에 염증을 일으키거나 입 냄새를 유발하는 등의 원인을 제거하는 행동을 말한다.

　오복 중 하나가 치아 건강이다. 이가 그만큼 중요하다는 이야기이다. 그래서 어릴 때부터 음식물을 먹은 후 양치질을 철저히 하여 건강한 이를 유지할 수 있도록 해야 한다.

　이렇듯 이 건강의 중요성에도 불구하고 과소평가 된 경향이 있다. 노인들 대부분은 나이 들면 입안에서 냄새 나고 음식을 잘 씹지 못하는 것을 늙었기 때문에 겪는 당연한 것으로 여긴다. 또 당장 죽을병이 아니기 때문에 참는 것이 미덕인 양 방치돼 왔던 것도 사실이다.

아이들이 가지고 있는 충치균의 80~90퍼센트는 엄마로부터 전염된 것이라는 연구 결과도 있다. 입으로 음식을 쪼갠 후 먹이거나 같은 컵을 쓰는 것, 입맞춤을 하는 것도 충치균을 옮길 수 있으므로 피하라고 한다. 청량음료, 커피, 단 과자류 등도 마찬가지이다. 이에 아주 나쁘기 때문이다. 따라서 이러한 음식을 먹은 후에는 곧 이를 닦는 습관을 들이는 것이 좋다.

이가 좋지 않으면 음식을 잘 씹지 못하여 소화기에 부담을 줄 뿐만 아니라 필요한 영양분을 제때에 공급하지 못하므로 장기에 병이 생겨 건강에 지장을 초래하는 원인 제공을 한다. 따라서 음식을 꼭꼭 씹어 먹기만 해도 잇몸의 혈액순환을 원활하게 함으로써 어느 정도 이 관리는 된다. 또한 타액에는 박테리아의 부착을 방해하는 면역 물질도 포함되어 있으므로 잘 씹어 먹으면 타액 분비가 증가해 충치나 치주염을 예방할 수 있다.

나의 경우 치주염으로 10년 동안 고생을 해왔다. 치과에 가도 잇몸이 약하다는 처방만 내리면서, 뚜렷한 치료 방법이 없으니 과로하지 말고 쉬라는 말뿐이었다. 사실 조금만 피곤해도 잇몸이 부어오르는가 하면, 통증으로 인해 진통제를 먹었지만 그 때뿐이지 효과는 없었다. 그래서 생활 습관을 고치기로 결심했다. 무조건 인스턴트식품과 기호식품을 멀리하고 식사 때마다 30분 정도 꼭꼭 씹어 먹기 시작했다. 그러자 치통이 점차 사라지기 시작하여 3년 뒤쯤에는 치통으로 고생한 기억이 없다. 완치가 된 것이다. 말하자면 젊었을 때보다 나이든 지금이 오히려 더 좋아졌다고 하면 지나친 과장이 될까.

일반적으로 술, 담배, 커피는 잇몸에 치명적인 영향을 미친다고 알려져 있다. 그런 까닭에 커피를 마시고 칫솔질을 하지 않으면 충치와 함께 입 냄새가 심하고, 이가 변색 될 수 있다. 특히 커피에 크림과 설탕을 첨가해서 마시면 당분으로 인해 자칫 이 건강을 해칠 수 있다. 언뜻 보기에 치아의 상아질은 하얗게 보이지만 현미경으로 확대해 보면 미세한 구멍이 촘촘히 있다. 때문에 커피나 음료수 등을 마실 때마다 구멍 사이로 착색되어 충치나 착색의 원인이 되는 것이다.

요즘 유행처럼 번지고 있는 임플란트를 하는 경우 그들은 커피, 술, 담배 중 어느 하나를 가까이 한다는 것이다. 그리고 흡연자는 비흡연자에 비하여 잇몸 질환에 걸릴 확률이 4배나 높다는 보고도 있다. 부모가 흡연을 하면 아이 잇몸이 변한다는 연구 결과도 있다.

그럼 올바른 치아 관리란 어떤 것인가?

첫째, 올바른 양치질을 생활화한다. 우리는 흔히 양치질 방법으로 333을 강조한다. 333이란 하루 3회, 식후 3분 이내에 3분 간 양치질 하는 것을 말한다. 여기에 하나 더 추가 추가해야 할 것이 있는데, 잠자기 전에도 반드시 양치질을 해야 함이 그것이다. 저녁식사 후 양치질을 했다 하더라도 그 사이 무엇인가를 먹었을 수도 있고, 저녁 양치질 후 세균이 증식된 상태에서 잠들면 다음날 아침 입 속에 세균이 더 많이 번식될 것이기 때문이다. 그리고 아침에 일어나자마자 이를 닦으라 하는 까닭은 잠을 자는 동안 침 분비가 줄어들어 입 속 세균이 증식된 상태이기 때문이다.

팁 하나, 아침에 입 냄새가 유독 심한 것도 이 때문이다. 끝으로 과자나 단 음식을 먹은 후에도 반드시 양치질을 해야 한다. 간식으로 먹은 과일이나 빵 등이 충치의 원인이 될 수 있다. 과일의 당분은 이를 썩게 하며, 고농도의 당분이 치아표면에 흡착되기 때문이다.

둘째, 정기적으로 구강 검진을 받는다.

셋째, 커피, 담배, 술을 멀리한다.

넷째, 차가운 물을 수시로 조금씩 자주 마신다. 평소 입 속이 건조하므로 찬물로 헹군 후 그대로 마신다. 그러면 이뿐만 아니라 건강에도 좋다.

다섯째, 칫솔질을 바로 시행하기 어려우면 물로 여러 번 헹구어 낸다. 음식물을 먹고 3분이 지나면 음식물에 함유된 당 성분이 세균과 결합해 끈끈한 치태를 만들기 때문이다.

정상적인 성인 이의 개수는 28~32개다. 그러던 것이 나이 50이 넘으면서부터 하나둘 이가 빠지면서 이나 잇몸 부실을 호소한다. 그런데 100세 이상 장수하는 경우의 대부분이 28개의 이를 모두 갖고 있다는 것이다. 따라서 장수하려면 보통 80세가 되었을 때 이가 20개 이상 남아있어야 한다고 전문가들은 지적한다. 이렇듯 이는 장수와 아주 밀접하다는 것을 보여준다.

다른 것도 그렇지만 나이 들수록 이를 더욱 튼튼히 오래 보존하기 위해 노력해야 한다. 나이가 듦에 따라 전반적 생리 기능이 떨어져 소화 흡수율이 낮아지며, 혈액순환 장애를 비롯한 여러 가지 장애가 수반되기 때문이다.

치약, 어떤 것 써야 하나?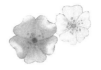

　어렸을 때의 기억을 더듬어보면 치약으로 놋그릇이나 구두를 닦으시던 부모님 모습이 떠오른다. 그런데 이를 닦을 때 사용해야 하는 치약인데 신기하게도 그릇이나 구두를 닦아도 반짝반짝 빛났다. 치약이 이처럼 다른 용도로 쓰일 수 있는 것은 치약에 포함된 연마제 성분 때문이다. 연마제는 아주 미세한 가루로 칫솔질 할 때 세정 효과를 높여주는 대신 삼키면 인체에 해로운 영향을 끼친다.

　그래서인지 요즘 다양한 성분과 효과를 나타내는 수많은 치약이 나오지만 하나같이 삼키지 말라는 주의 사항이 눈에 띈다. 심지어 인체에 유익하다는 고가의 프로폴리스 추출물 함유 치약에까지도 삼키지 말라는 문구가 있다.

　한편 어린이 치약은 삼키거나 먹어도 괜찮다고 하지만 치약 전문가들은 세정 역할을 하는 세마제와 계면활성제, 착향제, 불소 때문에 삼키면 안 된다고 경고한다. 계면활성제는 석유계 황화합물로 유분과 수분을 결합시켜 거품을 일으키는 역할을 하므로 세제류에 많이 쓰인다. 이러한 계면활성제를 많이 먹게 되면 위장 장애나 각종 효소의 기능을 저하시켜 피부염이나 다른 조직에도 문제를 일으킬 수 있다. 또한 불소 성분을 함유한 치약을 삼키거나 먹었을 경우 치아에 반점처럼 하얗게 생기는 반상치 등이 발생할 수도 있다.

이런 이유로 유아의 경우 불소 함유량이 적은 어린이 전용 치약을 사용하는 것이 좋다. 불소는 충치 예방을 위한 필수 성분이지만 불소 함유량이 높은 치약을 자주 섭취하면 여러 가지 부작용이 생길 수 있다. 특히 나이가 어릴수록 치약을 삼키는 경우가 많기 때문에 항상 불소 함유량을 확인하고 구입하는 것이 좋다.

따라서 치약을 고를 때 대충 골라서는 안 된다. 치약 구매시 겉포장 광고의 효과·효능을 꼼꼼히 살펴 본 후 구입하는 것이 좋다. 사실 치약의 주된 기능이 잇몸 질환 예방, 구취 제거, 충치 예방, 치은염·치주염 예방, 구강 내 청결 등임을 염두에 두자.

더불어 기억해야 할 것이 하나 더 있다. 양치질을 할 때 치약을 얼마나 쓰느냐는 그리 중요하지 않다. 양치 효과는 치약의 양보다 올바른 칫솔질에 의해 좌우되기 때문이다. 최대한 계면활성제가 적게 함유된 치약을 쓰고 여러 번 헹궈 입안에서 치약을 완전히 제거하는 습관이 무엇보다 중요하다. 간혹 청결한 느낌을 강하게 느끼고 싶어 일부러 덜 헹구는 경우가 있는데, 절대 금해야 한다. 치약은 말 그대로 치아에 쓰이는 약이다.

하지만 치약의 성분이 계면활성제로 칫솔질 후 대략 세 번 헹굴 경우 입안에 세제가 잔존하여 구취, 피부염, 구내염 등의 구강질환을 일으킬 수 있다. 때문에 치과 의사들은 칫솔질 후 적어도 6~7번 정도 입안을 헹굴 것을 권하고 있다.

팁 하나, 치약을 많이 짜서 사용한다고 효과가 큰 것이 아니다. 콩알 크기 정도면 족하다 할 수 있다.

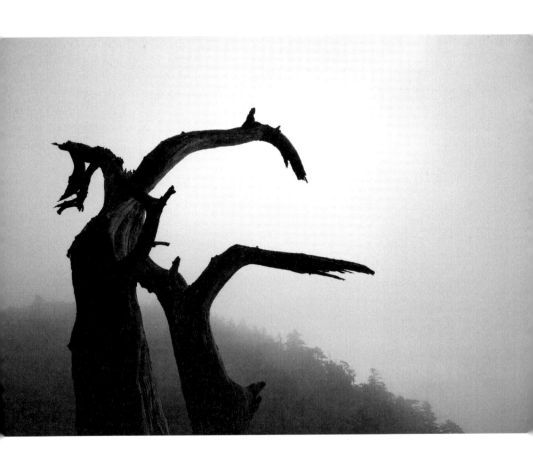

올바른 칫솔 관리 요령

침 1밀리리터 당 1~10억 개의 세균이 있는데, 여기에는 충치나 잇몸 질환을 일으키는 유해한 균도 많다. 이런 세균은 습한 환경에서 번식하기 쉬워, 젖은 칫솔에서 증식할 가능성이 크다. 그런데 칫솔 보관에는 무심한 듯하다. 그래서일까. 화장실 세면대 옆이나 사무실 한쪽에 아무렇게나 꽂아 놓는다. 습도가 높고 통풍이 잘 되지 않는 화장실이나 음지에 보관하는 것은 세균의 온상이 될 수 있어 주의를 요함에도 불구하고.

자, 지금부터 청결하게 칫솔을 관리하는 방법에 대해 살펴보자.

첫째, 가끔 햇볕에 말리든가 자주 소독한다.

둘째, 다른 칫솔과 닿지 않도록 따로 따로 떼어놓는다.

셋째, 햇볕이 잘 들고 통풍이 잘 되는 창가 쪽에 보관한다.

넷째, 칫솔을 정기적으로 교체한다.

저마다 칫솔을 쓰는 빈도, 압력 수준이 달라 교체 주기가 일정할
수는 없다. 가장 정확한 방법은 자신이 사용하는 칫솔모의 상태를 살
펴 방향이 눕기 시작할 때 바꾸어 주면 된다. 칫솔은 아무리 오래 써
도 3개월을 넘기지 않도록 한다. 또 감기 등 면역력이 떨어지는 질환
을 앓은 직후에도 오래 쓴 칫솔을 바꾸어 주는 게 구강질환 예방에
좋다.

전자파 물렀거라

　이제 가정에 없어서는 안 될 도구로서 필수품인 전자 제품! 그 수천 수만 가지의 전자 제품에서 사람에게 해가 될 수 있는 전자파가 나온다는 사실 알고 있을 것이다.

　아직 전자파가 어느 정도 건강에 나쁜지, 수명에 어떤 영향을 주는가 하는 것은 논란을 불러일으키는 주제 중 하나다. 건강에 좋지 않다는 발표 논문은 많지만, 그 위험성이 어느 정도인지, 어떤 사람에게 좋지 않은지, 어떤 상황에서 나쁜지는 아직 명쾌하게 밝혀지지 않았다. 모든 전자 제품에서 전자파가 나온다고 보는 전자파 유해론자들은 현대인의 스트레스와 정신 질환이 어느 정도 전자파의 영향이라고 말하기도 한다. 그러면서 전자파가 정자의 감소와 기형아를 출산하는 원인이 될 수도 있다고 경고한다. 그래서 전자파 유해론자들은 전자파를 발생시키는 전자 제품의 사용을 가급적 삼가라고 한다. 따라서 주거 공간에는 되도록 가전제품이나 전자파가 발생하는 기계를 두지 않는 것이 좋다. 전자파를 다량 발생하는 전자 기기로는 텔레비전, 전자레인지, 전기 매트, 헤어드라이어 등이 있다.

간단한 실험을 한번 해 보자. 텔레비전의 전원만 끈 후 팔을 텔레비전의 화면 가까이 대면 살갗이 찌릿할 정도의 충격이 전해져 옴을 느낄 수 있다. 그런 다음 이번에는 이렇게 해보자. 방금 전과는 달리 텔레비전과 연결된 플러그를 뽑은 후 텔레비전 화면 가까이 팔을 대면 아무런 느낌도 없을 것이다. 간단하지만 이를 통해 텔레비전의 전원만 끈 채 플러그를 뽑지 않으면 전기가 흐른다는 것을 알 수 있을 것이다.

또 다른 실험을 통하여 전자파 유해를 알아보자. 깨끗한 물을 준비하여 전자파가 발생하는 휴대전화, 텔레비전, 컴퓨터 옆에 두면 물의 분자구조가 바뀐다고 한다.

휴대폰과 전자레인지! 유해한 것은 마찬가지라 한다. 휴대전화에 관한 한 연구 자료에 의하면 휴대전화를 사용하는 사람이 그렇지 않은 사람보다 종양 발생률이 더 높았으며, 10년 이상 사용한 경우 암 발생 가능성도 그만큼 높았다는 것이다.

그리고 전자레인지는 단시간에 간단히 식품을 데울 수 있는 편리함으로 인해 현대인에게 필수 주방용품 중 하나로 자리매김한 지 오래다. 전자레인지의 원리는, 초단파의 전자파를 식품에 투과해 식품 내부의 물분자를 진동시켜 가열하는 것이다.

그런데 전자레인지에 데운 물은 분자구조가 바뀌어, 이 물을 곡식에 주어도 씨앗에서 싹이 트지 않는다고 한다. 이는 전자레인지에 데운 물은 더 이상 생명력을 키울 힘이 없다는 것을 보여준다.

컴퓨터 또한 절대 없어서는 안 될 필수품으로 자리잡아 모든 연령층에서 사용하고 있다. 그런데 컴퓨터 단말기에서 발생되는 자외선, 전자파 및 강한 빛으로 인해 부작용이 따른다. 눈의 충혈, 두통, 어깨 결림 등이 그것이다. 이로 인해 심한 눈의 피로와 더불어 장시간 지속 시에는 시력 감퇴, 설사, 구토 등의 현상이, 그리고 여성의 경우 생리 불순까지도 생긴다.

예방책으로는 알맞은 작업 조명과 청결한 실내 공기, 온도와 습도를 유지하면서 자주 휴식을 취하는 것이다. 그런가 하면 목에 피로가 가지 않을 정도의 알맞은 모니터 높이, 모니터와의 작업 거리 등을 잘 조절하는 것이다.

그럼 그 밖의 전자 제품에서 발생하는 전자파 어떻게 해야 하나? 건강 생각해서 안 쓸 수도 없는 노릇. 의외로 답은 간단하다.

전기 매트의 경우 잠자리에 들기 전 온도 높일 때만 플러그를 꼽고 잠자기 전에는 반드시 뽑도록 한다. 또한 침실에는 되도록 가전제품이나 전자파가 발생하는 기계를 두지 않는 것도 하나의 방법이다.

그렇긴 하지만 역시 최선의 방법은 전자제품의 적절한 사용과 주의가 필요하다고 본다.

잦은 **샤워**가 질병 **부른**다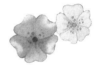

　우리의 목욕 문화를 잠시 엿보자. 사계절 대부분 그렇지만, 특히 무더운 여름이면, 요즘 젊은이들의 경우 욕조에 몸을 담그지 않고 간단히 샤워만 자주 하는 듯하다. 워낙 바쁘고 생활에 쫓겨 여유 있게 목욕을 할 시간이 없다고 하니 수긍을 한다. 하지만 이것이 몸을 냉하게 만들어 질병을 만드는 원인을 제공하기도 한다면….

　사실 잦은 샤워는 찬물이 피부에 닿는 순간은 시원하게 느낄지 모르나 피부 쪽의 말초혈관 신경세포를 축소시켜 혈액순환을 저하시킨다. 말하자면 몸 안의 열이 닫힌 피부를 통하여 몸 밖으로 발산되지 못하게 되어 결과적으로는 더 많은 열이 몸에 쌓이게 되는 것이다.

　만약 이렇게 샤워만 하는 습관을 10년 이상 유지하면 후일 큰 병에 걸릴지도 모른다. 여성들은 남성에 비하여 몸이 냉한 만큼 특히 주의를 해야 한다.

　따라서 무더운 여름일지라도 찬물보다는 따뜻한 물로 샤워를 하여 피부 쪽 혈액순환을 촉진시켜 열 발산이 잘 되도록 하는 것이 좋다. 따뜻한 물에 몸을 담그는 목욕은 혈액순환을 원활하게 할 뿐만 아니라 체온 상승을 돕기 때문이다.

　요컨대 몸을 따뜻하게 하는 전신욕이나 반신욕이 건강에 도움이 되니 이 정도의 수고로움은 감수해야 하지 않을까.

타이트한 것! 정말 건강에 좋아야 할 텐데…

 몸에 꽉 끼는 옷은 몸을 압박하기 때문에 마른버짐, 피부 질환, 알레르기성 질환 등을 일으키거나 악화시킨다. 또한 꽉 죄는 속옷은 에너지 소비나 지방 분해를 방해해 살 빼는 데 걸림돌이 된다. 이를테면 산소 부족증이 나타나며, 장이 위아래로 분리되어 연속적인 장운동이 힘들어진다. 그런가 하면 모공을 통한 피부 호흡도 힘들어져 피로가 빨리 오고 짜증도 많이 난다.

 이런 폐단을 몰라서 일까? 여성들은 대부분 예쁜 가슴 모양을 갖기 위해 브래지어를 착용한다. 하지만 착용하고 있는 브래지어를 1개월의 기간을 두고 지켜본 실험 결과 노 브래지어 여성의 경우 가슴 변형이 오지 않았다. 하지만 브래지어 착용 여성의 경우 건강에 도움이 되지 않는 것으로 나타났다. 먼저 브래지어를 착용했을 때와 벗었을 때의 혈류 흐름과 체온을 체크해 봤다. 브래지어를 착용했을 경우 벗었을 때보다 혈류 흐름이 30퍼센트 정도 감소하고, 체온이 최고 3도까지 높아졌다. 또 가슴의 답답함과 소화가 잘 안 된다는 증상도 나타났다.

미국의 의학 인류학자 시드니 코드 싱어와 소마 그리스마지어가 1995년 발표한 논문에 따르면 "하루 24시간 브래지어를 착용하는 여성이 착용하지 않은 여성보다 유방암에 걸릴 확률이 125배나 높다"고 밝혔다.

또한 일본의 소네 요시아키 교수 실험에 의하면 여성의 거들과 브래지어처럼 몸에 꽉 끼는 옷이 변비의 원인임이 밝혀졌다. 꼭 끼는 옷을 입으면 몸에 에너지를 축적할 때 작용하는 부교감신경의 작용이 둔해져 음식물 찌꺼기가 대장에 남아 있는 시간이 길어지면서 배변량과 소화액의 분비가 줄어 변비가 발생한다는 것이다.

살펴본 바와 같이 몸에 꽉 끼는 체형 보정 속옷은 건강상 독이 된다. 거듭 말하지만 속옷 때문에 장의 순환이 제대로 안 되어 생리통이 생길 수도 있고, 혈액순환의 장애로 하지 부종이나 비만이 생길 수도 있다.

또한 호흡에도 방해가 된다. 특히 여성의 경우 브래지어가 꽉 조이거나 끼면 폐를 압박해서 호흡이 20~30퍼센트 감소하고 어깻죽지 뼈에 통증이 올 수도 있다고 지적한다. 호흡이 얕아서 체내로 들어가는 산소가 적으면 몸에 여러 가지 문제가 일어나기 때문이다.

남성들이 착용하는 벨트도 건강에 좋지 않은 영향을 미칠 수 있다.

허리가 조이도록 벨트를 꽉 매면 장기를 압박할 뿐만 아니라 척추가 약해지는 이유가 될 수 있다. 복근이 허리를 지탱해야 하지만 꽉 조인 허리띠가 그 일을 대신하기 때문이다. 또한 상체와 하체의 혈액순환 장애를 초래한다. 따라서 허리띠를 맬 때는 배를 조이지 말고 골반 뼈에 살짝 걸치는 형태로 매는 것이 좋다.

팬티를 입지 않고 자는 것도 사소하지만 간단하게 실행할 수 있는 건강법의 하나다. 깨어 있는 동안 우리는 항상 배를 조이고 있다. 팬티의 고무줄은 약한 힘이나마 늘 아랫배를 조여 상체와 하체 간의 혈액순환 장애를 일으킨다. 그렇다 보니 그에 따른 스트레스는 장시간에 걸쳐 몸에 영향을 미치게 된다. 게다가 거들이나 팬티스타킹까지 신는 경우도 많기 때문에 아랫배를 더욱 조이게 된다.

이것만이 아니라 더욱 지혜를 필요로 하는 부분이 있다. 와이셔츠는 목 부분의 공간이 손가락 하나 들어갈 정도의 여유가 있어야 한다. 그리고 넥타이는 손가락 두 개가 자유롭게 드나들 수 있도록 매는 것이 좋다. 목 부분을 너무 꽉 조이면 혈관을 압박하여 혈액순환을 방해해 뇌로 공급되는 혈액 공급에 지장을 초래하게 된다.

청바지나 쫄바지처럼 꽉 죄는 옷은 심한 경우 남성은 고환 부위의 온도가 올라가 정자수가 준다. 말하자면 고환은 열을 받으면 정자가 만들어지지 못하고, 만들어져도 힘이 없거나 기형일 수 있다는 것이다. 고환은 체온보다 보통 3~5도 정도 낮아야 건강한 정자가 만들어진다. 또한 몸에 딱 달라붙는 삼각 팬티도 고환이 열을 받아 해롭기는 마찬가지다.

나아가 운전을 시작하여 2시간 후면 고환의 온도가 약 2도 증가한다고 한다. 그래서 장시간 운전할 때 틈틈이 바깥바람을 쐬며 휴식을 취하는 것이 좋다. 남자가 아랫도리를 차갑게 해야 하는 이유를 여기에서 찾을 수 있다.

그런가 하면 여성은 통풍이 원활하지 못해 불임이나 생리 불순, 생리통 등이 생길 수도 있다고 하니 그냥 흘려들으면 안될 듯하다.

겨울에 신는 롱부츠도 건강에 해롭기는 마찬가지다. 롱부츠는 발 질환을 키울 수 있기 때문에 모양 선택이나 착용 방법에 신경을 써야 한다. 이를테면 통이 좁은 부츠의 경우 날씬해 보이는 효과는 있지만 종아리 전체에 압박을 가해 혈액의 원활한 흐름을 방해할 수 있다. 또한 공기 순환이 원활하지 않아 다른 신발에 비해 땀이 더 많이 차게 된다. 신발과 양말, 발가락 사이에 축축하게 땀이 차면 각질이 생기고 세균이 잘 자라는 환경을 만들어 발 냄새는 물론 질병도 생긴다. 더구나 앞 코가 뾰족하고 굽이 높으면 장시간 체중이 앞으로 쏠리면서 새끼발가락이나 발바닥에 굳은살, 티눈 등이 생길 우려가 있다. 그러므로 가능한 굽이 낮고 종아리를 꽉 죄지 않는 부츠를 신는 것이 좋다.

이렇듯 발은 제2의 심장이라 불릴 만큼 심장이 보낸 혈액을 다시 심장으로 퍼 올리는 역할을 한다. 따라서 끼는 듯하거나 작은 신발은 혈액순환을 방해하여 건강에 좋지 않으니, 아름다움보다는 건강을 먼저 챙기는 센스가 필요하지 않을까. 이제부터 잠자는 동안만이라도 가슴과 배, 그리고 아랫도리를 자유롭게 해주자.

잘못된 자세, 비만과 디스크 유발

    일상의 사소한 잘못된 자세도 우리 몸의 질병을 부르는 요인으로 작용한다. 말하자면 나쁜 자세는 척추를 비롯하여 골격이 제 위치를 벗어나게 하여 몸 전반에 나쁜 영향을 주어 병이 생기는 원인이 되기도 한다. 따라서 척추를 비롯해 온몸의 골격을 바르게 유지하기 위해서는 다음과 같이 해야 한다.

    우선 앉을 경우 허리를 세우고 가슴을 곧게 펴는 습관을 들여야 한다. 앉아서 일하는 직업인이나 학생, 몸을 한쪽만 움직이는 경우 척추에 큰 부담을 주므로 자세를 바르게 유지하는 데 더욱 신경 써야 한다. 나아가 걸을 때나 누울 때도 자세를 바르게 해서 척추가 휘지 않도록 주의해야 한다.

    특히 오랫동안 컴퓨터 작업을 할 때는 상체를 세워서 앉도록 신경

쓰고, 틈틈이 목을 뒤로 젖혀야 한다. 책을 볼 때도 허리를 바르게 세워 30센티미터 정도의 거리를 유지하고 1시간 보고 10분 휴식을 취하라고 전문가는 말한다. 바닥에 앉을 때도 허리를 세우고 가슴을 편 채 앉는 것이 좋다. 그럼에도 불구하고 대부분의 여성이 다리를 모아 한쪽으로 기울여 앉는데, 이런 자세는 척추를 기울게 만들어 건강에 좋지 않다. 그래서 바닥에 앉을 경우 방석을 반으로 접어 엉덩이 뒤쪽 절반을 괴면 허리를 세우고 앉아 있기 훨씬 수월하다.

그런가 하면 대개의 여성이 의자나 소파에 앉을 경우 다리를 꼬는데, 이런 자세 또한 척추를 한쪽으로 기울게 만들 뿐만 아니라 소화기관에 문제를 일으키므로 주의해야 한다. 실제로 어깨 결림이나 요통, 생리통 등으로 통증을 호소하는 경우 나쁜 자세가 근본 원인인 경우가 허다하다고 한다. 보통 자세가 나쁘면 골격이 삐뚤어진다. 그러면 혈액이나 림프 순환 또한 나빠지는 것은 당연하지 않겠는가?

가만히 사람들이 어떤 자세를 취하는가 보자. 전철 등 대중 교통의 의자에 앉을 경우 대부분 다리를 꼬지 않는가? 방바닥에 앉을 경우도 똑바로 앉기보다는 벽에 등을 기대거나 옆으로 비스듬히 누워 있지 않는가? 이 같은 습관은 단순한 버릇일 수도 있는데, 자주 반복하면 허리 근육에 비정상적인 스트레스가 쌓여 통증이 생길 수 있으며, 심하면 등뼈가 굽기도 한다. 이것이 더 발전하면 골반을 틀어지게 하기 때문에 디스크를 유발할 수도 있다고 한다. 요컨대 이러한 자세가 지속되면 힘이 한쪽으로 쏠려 몸이 더욱 빨리 뻣뻣해진다. 특히 여성의 경우 비만의 원인이 될 수도 있다고….

하이힐이 부르는 질병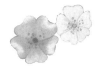

하이힐이 건강에 좋지 않다는 얘기를 수없이 접하면서도 여성들은 왜 하이힐을 포기하지 못하는 것인가? 하이힐을 신으면 키가 커 보이는 효과를 비롯하여 각선미가 강조되어 종아리가 얇아 보이는 등 장점이 많기 때문인가? 이렇듯 남 보기에는 매혹적으로 보이나 자신에게는 괴로울 수 있다. 장점보다도 단점이 훨씬 많은 것이 바로 하이힐이기도 하기 때문이다.

하이힐은 그 높이만큼 엉덩이가 뒤로 젖혀져 허리가 꺾이다보니 결국엔 척추에 이상이 온다. 임신부의 경우 골반이 후굴되어 유산의 위험이 높다. 또한 발 통증을 유발하고 발 모양을 변형시키는 무지외반증을 초래한다.

특히 앞코가 뾰족하고 좁은 디자인은 발가락을 더욱 심하게 압박하고 다리와 발목, 무릎에 큰 부담을 준다.

무릎 관절은 가만히 서 있기만 해도 체중의 2배에 달하는 무게에 시달린다. 그런데 여기에 하이힐과 같이 굽이 높은 신발을 신었을 때의 무게는 4~5배 이상 높아진다는 것이다. 이런 현상이 반복되면 무릎 관절 속뼈와 뼈 사이에 있는 연골이 약해지고 통증까지 느껴지는 현상이 발생한다. 이는 무릎 관절의 퇴행을 훨씬 앞당겨 훗날 중년이나 노년기에 접어들어 몸의 기력이 떨어지면서 무릎에 이상이 오는 퇴행성관절염의 원인이 되기도 한다.

하이힐, 그래도 포기할 수 없다면 조금만 더 건강을 위해 제대로 신는 방법을 찾아보자.

첫째, 출퇴근 길에서만 신되, 4시간을 넘기지 않는다.

둘째, 가급적 운동화나 굽이 낮은 신발과 교대로 신는 게 좋다. 이것도 어렵다면 중간중간 신발을 벗고 발목 운동이나 마사지를 통해 수시로 피로를 풀어주어야 좋다.

셋째, 뒷굽이 앞굽보다 1센티미터 정도 높은 것이 좋다.

넷째, 고생한 발을 따뜻한 물이나 발마사지 등으로 풀어준다.

이렇게 하면 건강도 지키고 발도 예뻐질 수 있다. 진정한 멋쟁이란 건강도 함께 보살필 줄 알아야 하지 않을까?

팔자걸음과 안짱다리로 걷는 걸음 어떻게 고쳐야 하나

사람마다 걸음걸이가 모두 다르다. 이 때 건강한 사람의 걸음은 힘도 있어 보이고 모양 좋은 11자 걸음을 한다. 반면 팔자걸음과 안짱다리 걸음은 각선미와 같은 외관상의 문제 뿐 아니라 척추질환에 이상이 생길 수 있으며, 청소년의 성장장애 요인이 되기 때문에 조기에 바로잡는 것이 필요하다.

가장 쉬운 방법으로 거울을 보며 자세를 교정할 수 있는데, 걸을 때마다 '11자 걸음으로 걷자'라고 다짐하며 반듯하게 걷다보면 가능하다. 물론 처음에는 어색하지만 점점 익숙해진다.

뛰는 모습에서도 멋을 엿볼 수 있다. 11자로 바르게 뛰는 모습을 옆에서 지켜보면 아주 멋져 보인다. 반면 발을 벌려 뛰는 자세는 어쩐지 어색하게 느껴진다.

자, 당신의 걸음걸이를 객관화시켜 보라. 모양새가 좋지 않다면 11자 걸음으로 고쳐보라. 하지만 걸음걸이는 거의 무의식중에 습관화되어 있는 것이라 고치기가 쉽지 않을 것이다. 그래도 평소 걸을 때 꾸준히 신경 쓰면서 걷는다면 불가능하진 않다.

전문가도 '나쁜 습관을 버리고 바른 자세를 갖도록 노력하면 11자 걸음이 가능하니 조기에 치료하는 것이 중요하다'고 설명한다

나는 마라톤을 하면서 팔자걸음을 11자 걸음으로 고쳤다. 자세가 바르지 않으면 에너지 소비가 많음에도 불구하고 좋은 기록을 기대할 수 없기 때문이다. 그 기간은 대략 6개월 정도 걸렸다.

우리의 습관 중에서 노력하면 안 고쳐지는 것이 어디 있겠는가? 지금 용기를 내어 팔자걸음을 11자 걸음으로 고치기 위한 첫발을 힘차게 내디뎌 보라.

새집 증후군 잡고 우리 집 건강 살리기

　새집 증후군이란 접착제, 목재, 도료에서 나오는 각종 휘발성 화학 물질로 인해 두통·현기증·눈의 피로와 따가움·호흡 곤란·천식·피부염 등의 증상이 나타나는 것을 말한다. 흔히 빌딩증후군(SBS : Sick Building Syndrome)이라고도 한다.

　말하자면 새집 증후군이란 새집을 비롯한 기존의 모든 집이 사람을 아프게 하는 현상을 말한다. 이는 집안의 가구, 벽지, 문틀, 마루판, 각종 인테리어 제품의 생산 시공시 사용된 원자재를 친환경적이지 않은 제품을 사용하기 때문에 발생하는 문제이다. 이는 예전엔 듣도 보도 못한 '환경 호르몬'이라는 이름으로 우리의 생활을 위협하고 있다. 이에 따라 우리 몸 역시 새로운 물질에 적응하기 위해 면역 체계를 작동시키는데, 이 과정에서 이전보다 과민해진 면역력으로 인해 각종 질환이 유발되기도 한다. 이런 주변 물질이 몸속으로 들어오는 경우 기존 호르몬처럼 작용하기도 하는데, 이는 우리 몸의 내분비계를 어지럽히는 물질로 작용하여 주로 성장 발육의 억제나 각종 암 유발, 특히 생식기 계통의 문제를 유발한다.

만약 집안에 면역력이 취약한 노약자나 어린이가 있는 경우 여러 가지 신체적 부작용이 나타날 수 있으므로 입주 전에는 반드시 실내에 자극적이거나 역겨운 냄새가 나는지, 덜 마른 곳이 없는지 꼼꼼히 확인한 후 이주토록 결정한다. 이주 후에도 이러한 증상이 나타나면 빌딩증후군을 의심하고 대처해야 할 것이다.

문득 궁금해진다. 새집 증후군을 예방하는 방법이 무엇인지….

여러 가지를 꼽을 수 있다. 공기 청정기를 사용하거나, 자주 창문을 열어 실내 공기를 환기시키는 것이다. 말하자면 가족들이 유기화합물(유기화합물은 최장 10년간 뿜어져 나온다)에 많이 노출되어 있기 때문에 창문을 여는 데 주저해서는 안 된다. 이 때 실내에 설치되어 있는 새 가구나 수납장의 문도 모두 열어 접착제나 마감재에서 나오는 오염물질을 함께 배출시킨다.

또한 환기구도 열어 두고 주방, 욕실 등에 달린 팬을 틀어 오염물질이 실외로 배출되도록 한다. 다시 말해 환기량을 최대화시키는 것이다. 카펫 등의 사용을 줄여 먼지를 줄이는 것도 효과적이다.

해결책이 무엇이든, 분명한 사실은 내 집과 내 가족의 건강은 내가 지킨다는 생각으로 조금만 더 신경을 써 보는 것이다.

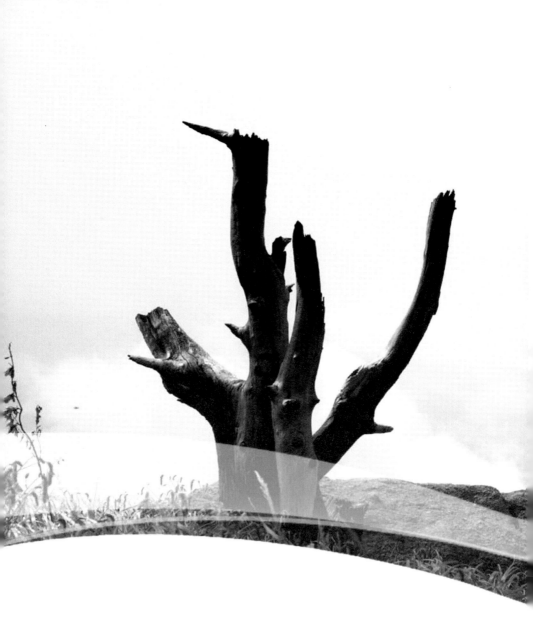

Part 2

생활습관으로 질병을 고친다

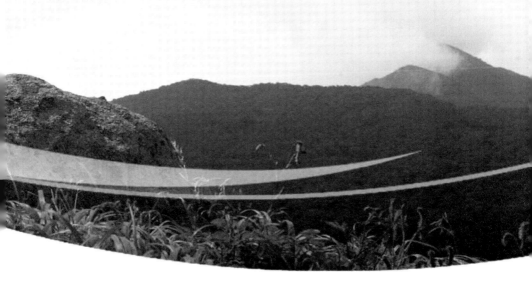

나이 들면 살아온 대가 치른다

　자연의 이치를 생각해보자. 한 해의 시작은 새싹이 돋아나는 봄을 거쳐 녹음이 푸르른 여름에는 만물이 무성해진다. 그리고 가을에는 그 열매를 풍성히 맺고 겨울에는 다음 계절에 사용할 에너지를 생산하며 휴식의 세계로 들어간다. 자연의 일부분인 사람 역시 마찬가지다. 신생아에서 성장하여 청년기, 장년기를 거쳐 노년에 이르게 된다.

　가끔 도서관에서 공부를 하다 휴식하기 위하여 밖에 나와 보면 젊은이들의 담배 피우는 모습을 볼 수 있다. 공교롭게도 내가 다니고 있는 직장의 동료가 담배를 피우면 예외 없이 그의 자녀도 담배를 피운다. 이처럼 우리는 무의식중에 담배 피우는 습관까지도 부모를 닮는다는 것을 알아야 한다. 다른 습관도 마찬가지일 것이다.

우리 부모들의 무절제한 생활 태도로 인하여 아이들이 비만, 아토피 등의 질병에 걸린다. 즉 원인을 제공하고 있는 것이다. 진정 아이를 사랑한다면 지금부터라도 우리 부모들이 올바른 생활 습관을 가져야 한다.

나이든 어른의 모습을 보면 그가 지난날 어떻게 살아왔나를 어렴풋이나마 짐작할 수 있다. 젊었을 때부터 나쁜 습관이 세포에 쌓이고 뼛속에 쌓였던 것이 몸의 에너지가 소진된 지금 서서히 나타나 아픈 것이다. 따라서 노인이 되어 아프다는 것은 그동안 본인이 살아온 대가를 치르는 것이라 생각하면 맞다.

화장터에 근무하는 분한테 들은 이야기다. 살아서 평소 커피를 많이 마셨던 사람은 죽은 후 시신 화장 시간이 오래 걸린다는 것이다. 놀랍지 않은가! 이처럼 사소하게 생각할 수 있는 커피 마시는 습관도 뼈에 축적되어 건강에 영향을 미치고 있다는 사실을 알아야 한다.

또 하나, 나와 잘 아는 분 이야기다. 내가 아는 그는 평소 술을 매우 좋아했다. 그런 그가 60세가 되면서부터 10여 년 동안 병원에 입원을 하였다. 골절이 낫는가 하면 허리가 아프고, 한 곳이 좋아지면 다른 곳이 또 아프다는 것이다. 그러더니 결국에는 산소호흡기까지 꽂는 상태에 이르게 되었다. 병원비만 해도 2억 원 가까이 지출하는 등 가계 경제마저 어렵게 만들다 1년 전에 소천하셨다. 지인은 그렇게 가셨지만 살아남은 가족들의 정신적·경제적인 고통은 이루 말할 수 없을 정도다.

이런 일을 겪지 않으려면 올바른 생활 습관이 필요하다고 본다. 지금 자신의 내일을 냉철하게 생각해 보라. 혹시 진정한 삶의 즐거움을 만끽해야 할 후반기에 인생이 너무나 초라하지 않은지?

건강이 좋지 않아 거동조차 하기 불편한 노후라면 그동안 아무리 부귀영화를 누렸다고 해도 아무 소용이 없다. 인생에 있어서 어떤 부귀영화보다도 건강한 노후를 맞이하는 삶이 몇백 배 훨씬 더 중요하다는 사실을 잊어서는 안 된다.

사람은 누구나 나이 들면 살아온 대가를 치르게 마련이다. 그동안 살아온 삶에 대하여 자신이 책임을 지게 된다. 자신이 책임 지지 못하면 사랑하는 자식이 책임져야 한다. 그래서 노후에 아프지 않고 죽음에 이르려면 젊어서부터 규칙적으로 생활해야 하는 것이다. 결국 죽음도 연습이 필요하며, 노력하면 불가능한 일도 아니다.

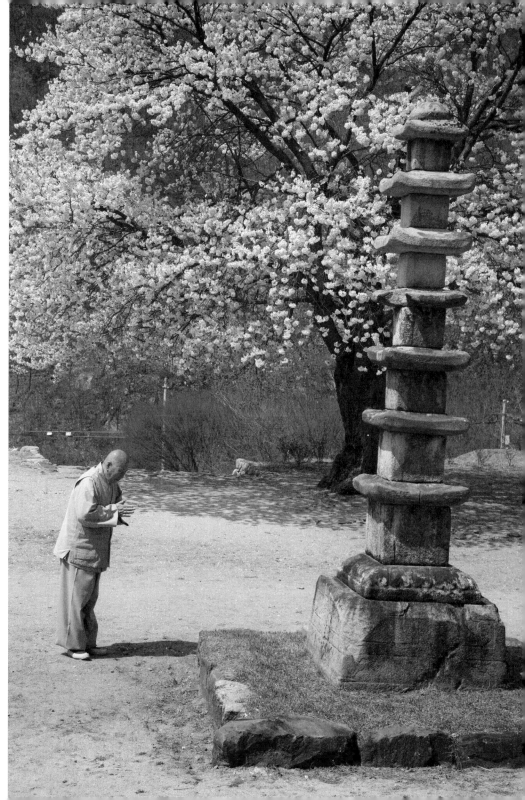

습관 바꾸면 건강 보여

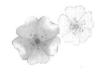

    건강이란 우리들 삶에 있어서 행복하게 살아가기 위한 전제 조건이라 할 수 있다. 건강을 잃은 다음에는 결코 행복해질 수 없기 때문이다. 그럼에도 불구하고 건강할 때는 그 중요성을 잘 모르다가 건강을 잃은 후에야 깨닫게 되는 것이 우리들 삶이다.

    사람은 건강한 생활을 할 수 있을 때 비로소 자기 인생에 희망이나 목표를 가질 수 있다. 이것은 살아가면서 일상생활에서만 찾을 수 있는 것이다. 오늘 아무런 행동도 취하지 않았는데 미래의 어느 날 저절로 목표가 달성되지는 않는다. 목표를 실현하려면 날마다 조금씩 목표를 향해 나아가야 한다. 꾸준히 가다보면 자신도 모르는 사이에 어느덧 목적지에 이르게 되는 것이다. 그러므로 하루하루의 생활 습관을 되돌아보는 것은 자신의 일상생활을 희망이나 목표를 가질 수 있는 생활로 변화시키는 요소라고 할 수 있다. 자신에게 맞는 건강한 생활 습관을 몸에 배게 하고 하루하루 충실하게 살다보면 언젠가는 꿈이나 목표가 이루어진다.

보통 아침에 일어나 어두워지기 전에 일을 끝마치고 밤이 되면 자는 것이 우리들 삶의 생활 리듬이라면 자연에 순응하면서 살아가는 것이 건강에 이로운 것은 두말할 필요가 없다. 그러나 오늘날에는 규칙적으로 생활하기가 좀처럼 쉽지 않다. 오늘의 중요성을 인식하지 못하기 때문일 수도 있다. 더러는 좋지 않은 줄 알면서도 일 때문에, 관심과 흥미로움에 이끌려서, 혹은 치열한 생존경쟁에서 살아남기 위해서 어쩔 수 없이 불규칙적으로 생활을 한다. 그러나 그런 생활을 계속하면 겉으로는 나타나지 않더라도 몸과 마음에 나쁜 영향을 미치는 것은 분명한 사실이다.

그러면 하루 생활을 어떻게 해야 좋은가?

첫째, 삶의 시작은 태어남이며 그 끝은 죽음이듯이 하루의 생활 역시 아침 일찍 일어나는 것이 그 시작이며 잠자는 것이 그 끝이 될 수 있다. 이런 의미에서 아침 일찍 일어날수록 좋은데, 늦어도 식사 시간을 기준으로 하여 2시간 정도 일찍 일어나야 여유롭게 하루를 시작할 수 있다. 이 때 잠에서 깨어나면 차분한 마음으로 자신의 꿈과 목표를 떠올리면서 하루를 시작하면 하루를 한층 값지게 보낼 수 있다. 또한 휴일에도 평소와 다름없이 식사하는 것이 규칙적인 생활의 첫 걸음이라고 할 수 있다.

둘째, 아침밥은 꼭 먹어야 한다. 특히 몸에 열이 있는 사람, 즉 변비나 치질이 있는 사람은 아침을 굶으면 더 악화 된다. 예컨대 음식을 먹지 않으면 장의 밀어내는 힘 부족으로 치질과 같은 항문병이 악화 된다. 뿐만 아니라 비만의 원인이 되기도 한다.

일본의 스모 선수들은 아침밥을 절대 먹지 않는다. 아침밥을 먹지 않으면 세포는 음식이 들어오지 않는다는 것을 기억하고 폭식 했을 때 영양분이랑 칼로리를 지방으로 바꾸어 저장하는, 살이 더 찌는 원리를 이용한 것이다.

한편 뇌는 영양분을 저장할 수 없는 구조로 되어 있다. 때문에 다른 어느 기관보다 먼저 영양분을 공급받을 수밖에 없다. 따라서 뇌 건강을 위해서라도 아침은 꼭 먹어야 한다. 이 때 우리 몸이 필요로 하는 충분한 영양분 섭취를 위하여 신선한 야채, 과일 종류를 먹는 것이 좋다.

셋째, 음식은 매 식사 때마다 아주 잘게 꼭꼭 씹어 먹어야 한다. 그러면 뇌에서 포만감을 느껴 소식하게 되는데, 우리 뇌는 식사 후 20분이 지나야 배에서 포만감을 느낄 수 있다. 또한 음식을 잘게 씹다 보면 뇌에 일정한 충격이 전달되어 머리가 좋아지게 된다. 그런가 하면 입에서는 많은 침이 분비되어 암과 같은 중병에서부터 당뇨, 고혈압, 충치, 풍치 등에 이르기까지도 예방할 수 있다.

넷째, 인스턴트식품 등의 간식은 인체에 나쁜 영향을 미치므로 피하는 것이 좋다. 간식이 해롭다는 것은 다음날 화장실에 가보면 느낄 수 있다. 평소에는 변에서 냄새가 나지 않지만 간식을 먹은 다음날은 악취가 다소 심하게 나는 것이 그것이다.

다섯째, 저녁은 잠자기 2~3시간 이전에 마친다. 식사 후 2~3시간이 지나야 위에서 소화를 마치게 된다. 위를 비운 상태에서 잠을 자야 건강에 이롭다. 때문에 저녁 식사는 과식을 하지 않도록 주의를 요한다. 과식을 하면 위에 음식을 가득 채운 채 잠을 자게 되므로 다음날 아침 일어나는 데 지장을 초래한다. 이런 이유로 저녁 식사 후에는 물 이외의 음식은 일절 먹지 않도록 한다.

여섯째, 운동은 식사 후 2시간이 지난 후 공복 상태에 해야 된다. 우리가 식사를 하면 위에서는 음식을 소화시키기 위하여 많은 혈액이 필요하다. 식사 후 곧바로 운동, 목욕을 하면 혈액이 장기로 모이기 때문에 가급적 하지 않도록 한다. 때문에 운동도 야간에 하는 것보다는 새벽이나 낮에 하는 것이 좋다.

마지막으로, 아침, 점심, 간식, 저녁을 모두 먹었고 운동도 끝마쳤으니 이제 잠자리에 들어야 할 시간이다. 잠 하면 빼놓을 수 없는 것이 있는데, 멜라토닌 호르몬이 그것이다.

멜라토닌 호르몬은 키 성장과 두뇌를 좋아지게 하는 등 우리 인체에 두루 좋은 영향을 미친다. 이것은 해가 지면 서서히 분비되기 시작하여 밤 2시 경에 최고조에 달하다 점차 그 분비량이 감소하여 새벽녘이면 멈추게 된다. 우리는 이 때 잠에서 깨어나게 된다. 그래서 가급적 10시 정도에 자는 것이 좋다.

체내 시계는 빛만큼이나 어둠을 간절히 원한다. 한밤중에 잠시만 빛에 노출되어도 멜라토닌 생산에 필요한 효소의 활동이 급격히 줄어들 뿐만 아니라 불을 켜놓은 상태에서 잠을 자면 호르몬 분비 이상으로 인체에 해로움을 끼친다. 때문에 가급적 밤에는 활동을 삼가고 어두운 상태에서 자야지 그렇지 않으면 멜라토닌 분비에 지장을 초래한다.

우리가 젊었을 때는 왕성한 혈기로 며칠씩 잠을 자지 않아도 하루만 휴식하면 대부분 피로가 풀린다. 그러나 나이 50이 지나면서부터는 몸이 과거만 못하여 하룻밤만 설쳐도 피로가 쌓여 다음날 일하는데 지장을 초래하게 된다. 그리고 정작 70세가 지나 인생에 꽃을 피워야 할 중요한 시기에 꽃을 피울 수 없게 된다.

나이 들어 몸의 기능이 쇠퇴하면서 순간순간의 생각이, 오늘의 생활 습관이, 즉 오늘의 선하고 악한 말과 행동이, 한 끼의 식사가 좋으면 좋은 대로 나쁘면 나쁜 대로 몸속에 그대로 저장되어 노후가 되었을 때 나타나게 된다. 우리가 평소에 운동을 하고, 긍정적인 사고를 하고, 규칙적인 생활 습관을 가져야 하는 이유이기도 하다. 결국 오늘의 생활이 몸속에 그대로 쌓여 노후에 영향을 미치기 때문에 인생에서 오늘이 가장 중요하다고 볼 수 있다.

긍정이 건강 부른다

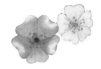

　동서고금을 막론하고 건강하게 오래 살고자 하는 바람은 인간의 근원적인 소망일 것이다. 이 때문에 질병을 극복하려는 의학적 지식에서부터 작고 소박한 건강 상식에 이르기까지 헤아릴 수 없는 건강법들이 생겨나게 되었다. 의학계의 여러 학설에 의하면 인간은 125세까지 살 수 있다. 그러나 우리나라 사람들의 평균수명이 80세를 넘지 못하고, 100세 이상 장수 노인이 선진국에 비해 절대적으로 적은 이유는 유전적인 요인보다는 후천적인 생활 습관의 잘못에 기인한다고 볼 수 있다.

　그럼 어떻게 생활 하면 건강 장수할 수 있는가? 미리 결론부터 얘기하면, 늘 긍정적인 생각을 갖고 우리를 감싸고 있는 자연과 더불어 조화를 이루며 자연을 거스르지 않고 살아가야 한다. 그래야 몸속에 좋은 기가 쌓이고 정신이 건전하게 됨으로써 건강을 얻을 수 있다.

평소 허심탄회하게 지내는 친구가 있는데, 잠시 이들 부부 이야기를 하려 한다. 이 부부의 성격은 정반대이다. 결혼 초만 해도 친구는 몸이 허약하고 심한 치질로 고생하였으며, 수시로 두통, 치통, 감기 등을 달고 다닐 정도로 건강 상태가 좋지 않았다. 그러나 부인은 건강을 선천적으로 타고난 듯했다. 게다가 외모도 나이보다 5살 정도는 젊게 보였다.

그런데 20여 년이 지난 지금은 어떤 모습인가? 친구는 10여 년 전부터 운동을 시작함과 동시에 자연식품을 가까이 하며, 매사 긍정적으로 생각하였다고 한다. 그 결과 몸이 서서히 좋아지기 시작하더니 지금은 언제 몸에 이상이 있었나 싶을 정도로 건강이 좋아졌다는 것이다. 내가 보기에도 놀라울 정도로 달라져 있다. 반면 부인은 움직이기 싫어하는 성격으로 운동도 전혀 하지 않고 몸에 좋지 않다는 인스턴트식품 위주로 먹었다고 한다. 게다가 매일 늦게 일어나 폭식을 하는 등 생활도 불규칙했다는 것이다. 그 결과 지금은 허리와 다리, 머리를 비롯하여 몸의 다른 곳도 아프다고 한다. 게다가 얼굴엔 항상 뾰루지가 생기더니 낯빛도 안 좋아졌다. 예전의 환한 모습은 찾아볼 수가 없다.

우리 몸은 적어도 5년 이상 정성 들여 가꾸어야만 비로소 좋아짐을 느낄 수 있다. 반면 가꾸지 않으면 질병과 함께 친구가 되어 살아가야 한다.

요컨대 태어날 때 비록 허약하게 태어났다 해도 얼마만큼 관리를 잘하느냐에 따라 무병장수 할 수 있다. 이런 맥락에서 사람의 수명을 자동차와 비교할 수 있다. 자동차 수명은 운전자의 관리능력에 좌우된다. 잔 고장 없이 자동차를 15년 이상 타는 운전자들의 공통점을 보면 이렇다. 정속 주행, 적정 공기압 유지, 불필요한 적재물 싣지 않기, 차계부 쓰기 등 자동차 관리에 전반적으로 관심을 가져 그 사용기간을 늘린다. 최근 생산되는 국산차의 수명은 주행거리 기준으로 50여 만 킬로미터 정도이지만, 우리나라 운전자는 평균 8년, 14만여 킬로미터를 사용하고 폐차한다. 이를 어찌 생각하는가?

젊음을 유지하고 장수하기 위한 특별한 비법이나 명약은 기대할 수 없다. 따라서 건강한 삶은 스스로 자신의 생활 습관을 돌아보고 옳지 않은 것은 바르게 고칠 때만이 가능하다.

바른 생활 습관을 들이기 위하여 노력하는 사람에게만 건강과 장수의 축복이 주어진다는 사실을 이 순간도 기억했으면 한다.

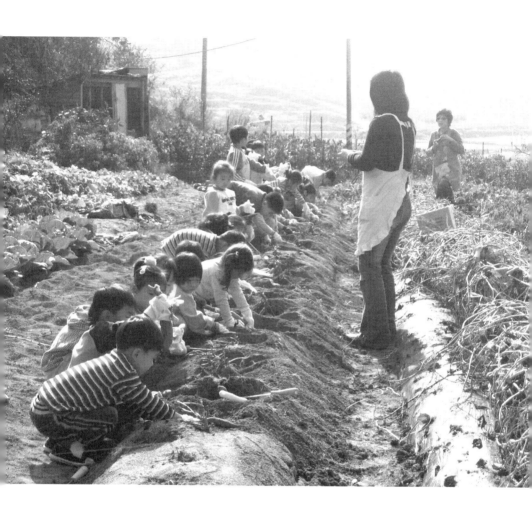

무병장수를 꿈꾸는가?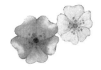

　건강해지기 위한 비결이란 특별한 비타민제를 먹는다고 해결되거나 어떻게 하면 된다는 식의 머릿속의 상상에 있지 않다. 실천할 수 있는 용기가 필요하다. 이러한 사실을 알고 있다 하더라도 시작하지 않으면 아무것도 하지 않은 것과 똑같다. 우리 속담에 시작이 반이라 하지 않았던가. 시작을 하면 그 다음부터는 쉽다. 건강이란 잃기는 쉬워도 회복하기가 무척 힘들다는 사실을 종종 잊고 사는 우리들이기에 지금 그 시작에 한 걸음 내디뎌 보자.

　인생에 있어서 진정한 행복이란 60대부터 맛볼 수 있다. 단 건강이 허용해야만 가능한 일이다. 그런 만큼 건강을 잃으면 행복은 강 건너 저만치 달아나 있는 것이 된다.

　대부분 60세에 은퇴 후 시간적 여유도 많고 활동의 폭도 넓어진다.

풍부한 인생 경험도 있고, 더 이상 의식주와 아이, 명예, 돈 등에 연연하거나 동분서주할 필요가 없기 때문이다. 이 시기야말로 인생을 누리고, 인생을 음미하며, 인생을 감상할 수 있어 삶의 참맛을 느낄 수 있다. 영국 속담에 '인생은 60부터'라는 말도 있지 않은가.

많은 과학자, 예술가, 철학자들이 인생의 후반에 전환점을 맞아 큰 성과를 이루었다. 갈릴레이(Galilei, Galileo)가 지구에 대한 인식을 바꾸어놓은 것은 74세 때였다. 플랭크린(Franklin, Benjamin)이 이중 초점 안경을 만든 나이는 78세 때였고, 버나드 쇼(George Bernard Shaw)는 90대에도 희곡을 계속 썼고, 괴테(Goethe, Johann Wolfgang von)는 80세에 『파우스트』의 2부를 썼고, 제임스 미치너(James Albert Michener)는 90대의 마지막 생애 4년 동안 매우 긴 소설을 10권이나 썼다. 이 외에도 많은 사람들이 나이 들었다는 이유로 포기하고 좌절하는 대신 나이는 숫자에 불과하다는 말을 외치며 자신의 분야에서 노익장을 과시하며 최고의 기량을 보여주었다.

따라서 은퇴 후의 건강은 매우 중요하다. 인생은 60부터 황금색으로 빛나는 수확의 계절이 된다. 찬란한 햇빛을 받으며 행복을 누려야 한다. 그런 의미에서 우리가 말하는 건강 100세는 중년에 달려 있다고 해도 과언이 아니다. 만일 이 때에 건강의 중요성을 인식하지 못하고 불규칙한 생활을 한다면, 60세 이후엔 고혈압, 당뇨, 관절염, 치주질환 등을 앓거나 아니면 그 밖의 무엇인가 하나 이상의 질병에 시달리다가 10년 이상 병마에 시달리게 된다. 정작 인생의 참맛을 느껴야 할 하루하루의 삶이 악몽이나 다름없이 전개된다.

무병장수를 원하는가? 그러면 무병장수할 수 있는 일을 하라. 움직일 수 있다면 무리하지 않는 한 생을 다할 때까지 활동하여야 한다. 돈을 버는 일만이 일이 아니다. 자원봉사나 수입이 적은 일도 얼마든지 있다.

그렇다면 노동이 왜 무병장수에 좋은가? 우리 몸은 나이를 먹으면 기능이 점차 쇠퇴하면서 근육세포도 줄어든다. 그러나 육체적인 활동을 하면 뼈를 이루고 있는 세포가 활성화 되면서 뼈가 튼튼해진다. 또한 노동을 하는 과정에서 근육이 위축되는 것을 막을 수 있고 온몸의 혈액순환 또한 잘 이루어진다.

한편 나이 들면 손발이 차가워지고 다리에 시린 느낌이 드는 것은 어찌 보면 자연스러운 현상이다. 이것은 몸 구석구석까지 혈액순환이 원활하지 않기 때문이다. 혈액순환이 잘 되지 않으면 세포와 조직에 영양소와 산소가 제대로 공급되지 않아 빨리 노화가 찾아온다.

사람이 늙는다는 것은 자연의 이치다. 그러나 분명한 것은 노화의 속도는 각자의 노력과 관심, 그리고 습관에 의해서 얼마든지 조절이 가능하다는 점이다.

따라서 항상 즐겁고 미래지향적인 삶을 산다면 노화를 늦추고 수명을 연장시키는 것이 그리 어려운 일도 아니다. 결국 인간의 수명은 일생 동안의 생활 습관과 사고방식, 가치관 등에 따라 좌우되는 것이라 할 수 있다.

생활 습관 1년에 한 가지씩 바꾸기

'늦었다고 생각하는 때가 가장 빠른 때다'라는 평범한 진리는 이미 오늘의 시간이 먼 과거가 되었을 때 뼈아프게 느낄 것이다. 지금 시작하면 1년 후에 시작하는 것보다 1년 빠르고, 내일 시작하는 것보다 하루 빠른 셈이다.

주변에서 건강이 좋지 않은 직장 동료나 친구를 많이 볼 수 있다. 이들을 보면 몸이 안 좋을 수밖에 없다는 생각을 자주 한다. 자신은 느끼지 못하겠지만 옆에서 지켜보면 확실히 나타난다. 그들 자신도 모르는 사이에 좋지 않은 생활 습관에 젖어 있는 것이다. 사실 자신의 몸에 밴 생활 습관을 고친다는 것은 쉽지 않다. 몇십 년 동안 쌓아 만든 자신의 기형적인 모습을 어떻게 하루아침에 정상적으로 바꾸어 놓을 수 있겠는가?

어느 누구를 막론하고 새로운 습관으로 고칠 때는 반드시 괴로움과 불쾌함이 동반된다. 그러나 그 고통에 지느냐 이기느냐는 마음먹기에 달려 있다. 결심만 강하다면 웬만한 고통 따위는 휙 날아가 버린다. 그리고 그 괴로움에 지지 않고 얼마 동안 계속 노력하면 그것이 당연한 습관으로 자리잡게 된다. 결국 좋은 습관을 붙인다는 것은 대단한 노력이 필요하고 몹시 괴로운 일로 알겠지만, 사실은 그렇지 않다. 그것은 자기의 마음을 자기가 지배하느냐 못하느냐에 달려 있기 때문이다.

우리 인간은 수 천년 동안 조상들의 유전인자에 의하여 만들어졌다. 그렇게 멀지 않은 시절만 해도 암이나 고혈압과 같은 병은 존재하지도 않았다고 한다. 그러던 것이 점차 사회구조가 바뀌면서 생존경쟁이 치열해지자 모든 것이 자신밖에 모르는 이기적인 마음이 앞서게 되었고, 물질 만능의 시대로 접어들면서 사람들이 하는 일을 기계가 대신하다 보니 편리함은 있지만 활동의 폭이 줄어들었다. 그러면서 스트레스로 인한 알 수 없는 병에 걸리는 등 그에 상응하는 대가를 톡톡히 치르고 있는 것이다.

분명 태초에 신이 만들어 놓은 창조의 질서를 따른다면 건강한 삶은 우리에게 자연스럽게 주어지는 소중한 선물이 될 것이다. 이웃과 더불어 협동하며 즐겁게 생활하는 가운데 날이 밝으면 일어나고 어두워지면 잠드는, 최대한 자연에 순응하는 생활을 영위하면 병에서 멀어진다.

습관을 바꿀 때는 집중력이 요구된다. 집중력은 빛을 모으는 것과 비슷하다. 이를테면 태양의 빛이 돋보기를 통과하면서 빛에너지가 집중되어 종이를 태울 수 있는 위력을 발휘하며, 더 나아가 빛을 더 모아 레이저 광선 같은 것이 되면 강하다는 강철도 절단할 수 있다. 이것이 집중력이다. 습관을 바꿀 때도 이런 집중력이 필요하다. 한 번에 여러 개를 고치려고 시도하면 안 된다. 집중력이 떨어져 성공 확률이 크게 떨어진다.

　몸이 건강하지 않다고 하기 이전에 자신의 생활 습관을 돌아보고 고치는 노력이 필요하다. 아무리 나이가 들었다 해도 자신감이 생긴다. 그러면 인생이 달라질 것이다. 행복 또한 느낄 것이다.

가치관, 먹는 음식에 의해 결정된다

우리가 살아가면서 공기 다음으로 많이 섭취하는 것이 물과 음식이다. 70세를 기준으로 할 때 우리는 50돈의 음식물을 섭취한다고 한다. 이 어마어마한 음식물의 양이 입에서부터 8.5미터 정도의 소화기관을 통과하면서 인체에 유익한 에너지는 섭취하고 노폐물은 배출하게 된다.

요컨대 물은 생명체의 근원이요 음식은 생명체가 성장하는 에너지원이다. 따라서 깨끗한 물, 그리고 신선한 산소가 다량 함유된 채소나 야채를 섭취하면 위장에 부담을 덜 주면서 에너지원을 손쉽게 얻을 수 있어 좋다. 바로 이것이 건강을 유지하는 최상의 방법이 된다. 먹는 음식은 각종 양분이나 영양소를 듬뿍 지니고 있는, 건강에 유익한 에너지원을 골고루 섭취할수록 좋다.

건강한 신체를 유지하고 장수하려는 인간의 욕망은 끝이 없다. 그러나 정작 먹는 음식을 보면 아무거나 분별없이 먹는다. 우리가 먹는 음식의 신선도도 중요하지만 어떻게 요리를 하느냐에 따라 인체에 유익할 수도 있고 해를 끼칠 수도 있는데….

건강에 유익한 요리 방법 순서는 날것 먹기 → 데쳐 먹기 →익혀 먹기 → 끓여 먹기이다.

여기서 날것으로 먹을 수 있는 식품은 건강을 유지하는 데 가장 좋은 식품으로 꼽을 수 있는데, 식물성 채소와 과일 등이 그것이다. 그리고 조리 과정을 줄이고 간소화해야 한다. 그러면 일석이조의 효과를 볼 수 있다. 시간의 절약이 그것이다. 이 절약된 시간에 독서를 한다고 해도 1년이면 수십 권의 책을 읽을 수 있지 않겠는가? 한편 조리 과정이 복잡할수록 영양이 파괴된다는 점이다. 말하자면 조리 과정이 복잡하고 길다는 것은 그만큼 열과 압력을 많이 가한다는 것이고, 이는 곧 영양 파괴로 이어진다. 열과 압력에 의해 재료가 부드러워짐으로써 과식을 하게 되고, 음식의 고유한 맛과 향을 잃어 감미료를 찾게 되는 악순환이 반복된다.

그러므로 가능하면 짧은 시간에 간단하게 조리하거나 산소가 살아 있는 자연 상태 그대로 신선하게 먹는 것이 좋다. 그리고 한 끼 식사라도 30여 분 정도 꼭꼭 씹어 먹는 습관을 들이도록 하자. 사실 대부분의 가정에서 음식을 만드는 데 몇 시간씩 걸리지만 먹는 데는 5분 정도밖에 안 된다. 무엇인가 이상하지 않은가?

현대인의 질병은 대부분 잘못된 식생활에서 찾아볼 수 있다. 건강하지 않은 사람의 생활을 보면 식생활이 올바르지 않다는 것을 알 수 있다. 이런 맥락에서 건강이 좋지 않다면 자신의 식생활을 돌아본 후 다음과 같이 습관을 바꾸어 보자. 그러면 잃어버린 건강을 쉽게 되찾을 수 있을 것이다.

첫째, 식탁을 차지하고 있는 과도한 조미료, 특히 합성조미료나 인공감미료를 몰아낸다.

둘째, 정제식품과 가공식품, 그리고 튀김 종류의 음식을 멀리한다.

셋째, 음식을 소중하게 여기고 바른 자세로 앉아 꼭꼭 씹어 먹는다.

넷째, 자기 체질에 맞는 음식을 먹는다.

다섯째, 국과 찌개류를 멀리한다.

여섯째, 고마운 마음으로 먹는다.

미국 암연구협회에서 분석한 암 발생의 첫 번째 원인은 35퍼센트 정도가 잘못된 식습관으로 나타났다. 담배가 차지하는 비율은 이보다 적어 약 30퍼센트이다. 담배의 유해성에 대해서는 비교적 잘 알려져 있는데, 사실 이보다 더 큰 영향을 주는 것이 바로 우리가 매끼 먹는 음식물이다.

먹는 음식물에 따라 혈액이 맑고 깨끗하거나 점도가 높은 끈적끈적한 형태, 불규칙한 모양 등으로 변한다. 그 변화가 뇌나 신경계, 몸 전체 세포의 질에 영향을 미치게 되는 것이다. 즉 육체적·정신적인 기능을 변화시켜 모든 행동이나 표현에 영향을 주는 것이다.

육체적 행동이나 감각, 정서, 판단, 삶에 대한 태도 등도 그 사람이 먹는 음식에 따라 바뀐다. 잠시도 가만히 있지 못하는 사람, 히스테리를 잘 부리는 사람, 공부하기 싫어하는 사람, 얌전한 사람 등과 같은 유형은 대부분 먹는 음식에 의해 결정된다.

하지만 많은 사람이 먹는 음식의 중요성을 모르고 있는 상태에서 매일 배불리 먹는 것에만 관심이 있다보니 이 미묘한 변화를 알아차리지 못하는 것이다.

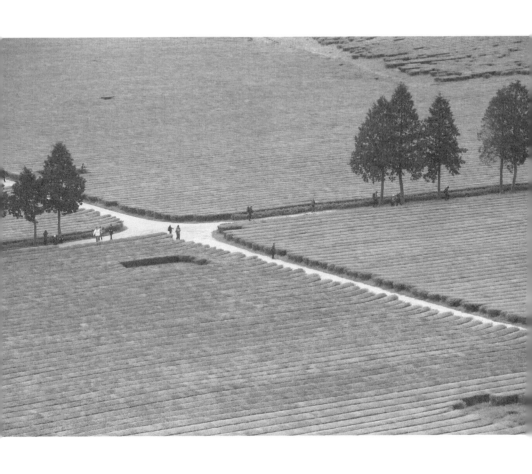

올바른 식습관 형성은 어릴수록 좋다

　살아가는 데 있어 먹는 즐거움은 결코 빼놓을 수 없다. 살기 위하여 먹느냐, 먹기 위하여 사느냐 할 정도로 먹는 것이 중요하다고 볼 수 있다. 우리의 건강을 위해서 고기를 반드시 먹어야 한다거나 먹지 말아야 한다는 흑백 논리는 옳지 않다. 중요한 것은 어떤 고기를 얼마만큼, 어떻게 요리해 먹느냐 이다.

　요컨대 우리는 육식과 채식 모두에서 다양한 영양분을 골고루 섭취해 신체를 유지하고 건강을 지키는 데 필요한 영양소를 골고루 공급받아야만 한다. 다만 살이 찐 사람들이나 성인병이 있는 경우 지나친 육식은 삼가는 것이 좋다. 따라서 채식 위주로 하되 적당량의 육식을 곁들여 맛있고 즐거운 식사를 하면 된다. 건강을 위한 식생활에서 가장 필요한 것은 약간의 육식과 채식의 적절한 조화가 무엇보다 중요하기 때문이다.

많은 부모가 '우리 아이는 편식을 해요' '인스턴트식품은 좋아하는데, 밥이나 채소 종류는 먹지 않아요'라거나 '우리 아이는 입이 너무 짧아요'라며 걱정을 한다. 인스턴트식품은 보기 좋을 뿐 아니라 새콤달콤하면서 짭조름한 것이 맛도 좋다. 우리 입맛에 맞게 소금, 설탕, 합성향료, 합성색소 등이 들어 있기 때문이다. 이런 이유로 한번 그 맛에 길들여지면 헤어나기가 힘들다.

즉 음식도 오랫동안 그 맛에 길들여지면 일종의 중독 현상이 일어난다. 건강을 지키고 싶다면 이러한 인스턴트식품은 무조건 멀리해야 한다. 인스턴트식품은 열이 많아 이를 먹으면 열이 위로 상승하여 쉽게 흥분하고 공격적으로 변하며 인내심이 결여되기 쉽기 때문이다.

그럼에도 불구하고 이런 음식을 즐겨 먹으면 많은 식사량에도 불구하고 필요한 영양은 부족한 상태가 된다. 그런데다 산만함이 지속되어 공부하기 싫어하고 항상 불안정한 모습을 보이는 등 아이들의 뇌 성장에 걸림돌이 된다.

이쯤에서 생각해 보자. 우리 몸이 원하는 음식이 무엇인지를…. 답은 간단하다. 이러한 인스턴트식품이 아니라 우리 조상들이 수천 년 동안 먹어온 전통식품이라는 사실을. 따라서 가장 좋은 음식은 우리 땅에서 자란 곡·채식을 이용하여 시간과 정성을 들여 직접 요리한 음식이다. 자연 그대로의 야채나 과일에는 풍부한 항산화제가 들어 있고, 김치나 된장찌개에는 우리 몸에 이로운 장내 세균이 다량 들어 있어 질병을 이겨내도록 도와주는 역할을 한다.

한편 패스트푸드나 청량음료는 어렸을 때 맛들이면 성인이 돼도 멀리하기 어렵다. 그러므로 이런 음식은 어린아이들에게 맛보게 하지 않는 것이 좋다. 그렇다고 아이들에게 전혀 먹지 못하게 할 수는 없다. 때문에 우리 부모들 지혜가 절실히 필요한 부분이다.

'세 살 버릇 여든까지 간다'는 속담도 있다. 이 말은 어렸을 때 몸에 밴 습관은 일생을 좌우할 정도로 각인 되어 좀처럼 고치기 힘들다는 것을 말해 준다. 바꾸어 말하면 아이가 어릴수록 식습관을 쉽게 교정할 수 있지만, 자기 주장을 펼 수 있는 나이가 되면 교정하기가 쉽지 않다.

따라서 아이의 습관을 어떻게 만들 것인가는 전적으로 우리 부모에게 달려 있다. 요컨대 식물은 씨를 뿌린 후 물과 거름을 주고, 잡초를 제거하는 등 꾸준히 돌보아야만 좋은 결실을 거둘 수 있다. 즉 1년만 잘 보살피면 풍성한 수확을 거둘 수 있다는 말이다. 아이에게 좋은 식습관을 갖게 만드는 일도 이와 아주 흡사하다. 다만 사람은 오랜 시간이 걸린다는 차이가 있을 뿐이다.

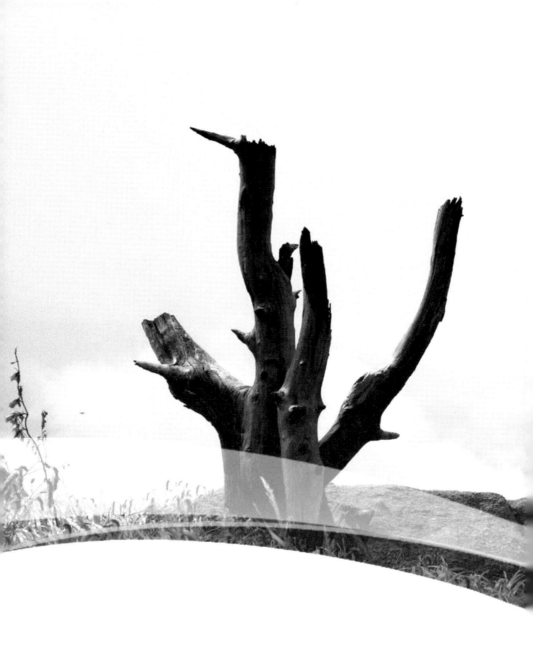

Part 3

음식, 최고의 보약

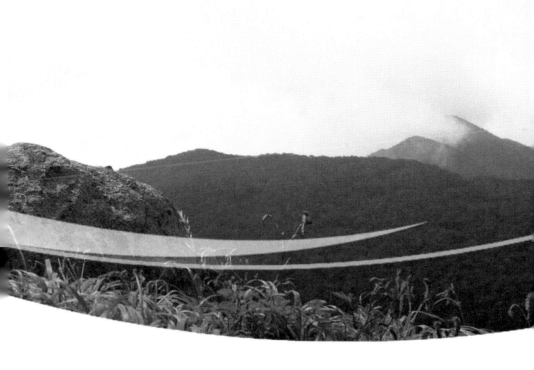

우리들의 먹거리, 무엇이 문제인가

　그야말로 살아 숨쉬는 자연의 생기를 그대로 얻을 수 있는, 섬유질이 많이 함유된 자연식품을 먹어야 인체의 면역력이 향상되어 건강을 유지할 수 있다는 명제 하에서 얘기를 시작해 보자.

　이 시대를 살고 있는 우리들이 건강을 위해 가장 많이 신경 쓰는 부분이 먹거리인 듯하다. 그럼에도 불구하고 왜 우리 몸은 갈수록 비대해지고, 혈액은 걸쭉해지거나 탁해지며, 혈관은 좁아지는 것일까? 어째서 고혈압, 당뇨, 악성 종양, 백내장, 심근경색, 폐공기증 등의 성인병이 지속적으로 증가하는가? 도대체 무엇이 잘못된 것일까? 이 문제의 근본적인 답은 우리의 먹거리에서 찾아볼 수 있다. 그래서 식생활 개선이 필요한 것이다.

　건강한 삶을 위해 식생활 개선을 하고자 할 때 무엇보다 먼저 식품의 안전성을 보장받아야 한다. 그런데 우리가 지금 먹고 있는 대부분의 식품이 얼마만큼 안전한지 알 방법이 막막하기만 하다. 암과 같은 치명적인 질병을 일으키는 유해화학물질이 우리가 매일 먹는 식품 속에 얼마만큼 들어 있는지 도대체 알 수 없다. 한마디로 음식물을 통해 얼마만큼 많은 독소를 먹고 있는지 전혀 모르고 있는 실정이다.

오늘 우리의 식탁 위에 올려진 곡류나 과일, 채소 등의 식물성 식품에 대해 생각해보자. 우리는 불과 얼마 전까지만 해도 자급자족하기 위해 농사를 지었지만, 지금은 가계 소득을 올리기 위하여 농사를 짓는다. 그렇다 보니 농산물의 수확량을 늘리기 위해 화학비료와 농약을 사용하지 않을 수 없다.

또한 상하기 쉬운 농산물의 유통기한을 늘리기 위해 각종 방부제를 사용하고 있다. 그런데 문제는 방부제를 비롯하여 화학비료와 농약이 농산물의 영양소, 즉 비타민과 무기질 등을 파괴시키는 데 그치는 것이 아니라 각종 발암성 물질을 함유하고 있어 우리 몸에 큰 해악을 미친다는 점이다.

그렇다면 소고기, 돼지고기, 닭고기 등 동물성 식품은 어떤가?

오늘날은 자연에서 마음껏 달리면서 싱그러운 열매와 풀을 먹고 자란 가축을 원료로 하는 자연산 식품을 거의 구입할 수 없다. 즉 우리의 식탁에 오르는 고기는 인공사료만을 먹으면서 좁은 공간의 축사에 갇혀 제대로 움직이지도 못한 채 속성으로 자란 비만 가축의 결과물이다. 때문에 우리 몸에 필요한 단백질과 지방이 줄어든 대신 인체에 해로운 각종 물질과 포화지방산 함유량이 늘어나고 있는 실정이다. 양식장의 물고기도 사정은 마찬가지다.

그런데 이들 가축이 먹는 인공사료가 왜 문제가 되는가? 그것은 화학비료와 농약을 사용하여 재배한 곳에서 자란 가축 사료용 곡물과 다시 가축의 질병을 억제하기 위한 각종 방부제와 항생제를 비롯하여 가축을 빨리 자라게 하기 위한 성장호르몬까지 들어 있기 때문이다. 더욱 놀라운 사실은 이러한 인공사료를 먹고 자란 가축의 불필요한 부분을 분쇄한 것까지 포함되어 있다는 것이다. 얼마 전에 전 세계를 시끄럽게 한 광우병의 발생 원인 역시 이러한 맥락에서 찾을 수 있다. 요즈음 한참 논란이 되고 있는 성조숙증(性早熟症)도 이와 무관하지 않다고 볼 수 있다.

그렇다면 가공식품은 안전한가? 가공식품은 한 단계 더 나아가 농축산물을 가공하는 과정에서 화학물질을 첨가하고 있다. 또한 식품의 포장 용기에도 화학물질이 첨가되고 있다.

실제로 플라스틱이나 스티로폼, 알루미늄 용기, 비닐 등의 포장 용기에 유해 화학물질이 들어 있다는 보도를 자주 접하게 되는 사실만으로도 알 수 있지 않은가.

우리 땅에서 생산되는 국내산은 그나마 사정이 나은 편이다. 집 앞에 있는 식료품 가게에도 수입 식품이 버젓이 국내산으로 둔갑한 채 상품 진열대에 올라와 손님을 기다리고 있지 않은가. 이러한 수입식품들의 안전성에 대해서는 누가 보장할 것인가.

어릴 적에 무심코 들여다본 쌀독 속에는 바구미가 버글버글했고, 밀가루도 예외는 아니었다. 그러나 지금은 아무리 오래 보관해도 벌

레가 생기지 않는다. 이것은 무엇을 의미하는가?

따라서 더 늦기 전에 우리는 우리의 먹거리에 대하여 깊이 생각해 볼 필요가 있다. 바쁘다는 핑계로 인스턴트식품을 즐겨 먹고 있는 요즘. 물론 입에 맞는 맛있는 것을 찾아 먹는 것은 본능일 것이다. 다 좋다. 다 인정할 수 있다. 하지만 이러한 본능을 건강과 맞물릴 때 어떻게 설명할 것인가?

오늘의 편리함은 반드시 먼 훗날 질병이라는 이름으로 그 대가를 치르게 됨을 다시 한 번 기억하자.

당신도 음식 문맹자인가요?

　우리나라 사람들은 교육 수준이 높아 문맹자가 거의 없다고 할 수 있다. 하지만 먹는 음식에 대해서는 문맹자가 많다고 볼 수 있다. 물론 이 글을 읽고 있는 여러분은 아니라고 믿는다. 여기서 음식 문맹자란 음식의 중요성을 모르고 있고, 우리가 매일 먹고 있는 음식을 중요하게 여기지 않는 사람을 지칭한다. 또한 음식에 대한 지식이 빈약하고, 요리법을 잘 모르고, 자기 몸이기도 한 음식의 중요성을 인식하지 못하는 사람을 칭한다.

　그 원인을 찾아보자. 가정에서의 식사 횟수 감소와 인스턴트식품의 소비 증대가 사람들의 음식문맹을 조장한 것으로 보는데, 이는 가격이 비교적 저렴하면서 짧은 시간에 간편하게 식사를 할 수 있기 때문이다. 이러한 식품이 우리들 식탁에 오르면서 자연스럽게 조리법의 전수가 이루어지지 않고, 제대로 된 음식 교육도 이루어지지 않고 있다. 음식의 중요성을 인식하지 못한 채 스스로 음식을 만들 수 있는 조리법을 습득하지 못했으니 이는 어쩌면 당연한 결과일는지도 모른다.

또한 오늘날을 살아가는 개성적인 생활양식과 치열한 경쟁도 음식 문맹을 조장한 요인으로 볼 수 있다. 여성의 사회생활 참여, 조기 등교나 이른 출근 시간, 밤샘 작업, 잘못된 식습관으로 많은 사람이 아침식사를 대충 하거나 거른다. 일부 사람은 식사 시간이 없어 운전하면서, 또 컴퓨터 작업을 하면서 빵이나 햄버거 등으로 대충 해결한다.

나도 예전엔 음식 문맹자였다. 아침은 먹는 둥 마는 둥 빵으로 대신하기 일쑤였고, 점심은 분식집에서 대충 먹었다. 그리고 야식으로 라면을 자주 먹었다. 휴일에는 아침은 거르고 아침 겸 점심을 먹는 일이 다반사였다.

그러나 건강에 관심을 가지면서부터, 말하자면 우리가 먹는 한끼 한끼의 소중함을 깨달은 후부터 인스턴트식품이나 분식을 멀리했다. 이렇듯 음식 문맹자로부터 벗어나자 몸에 놀라운 변화가 일기 시작했다. 특별히 다이어트를 하지 않았는데도 체중이 줄어드는가 하면, 머리 밑에 덕지덕지 앉은 비듬도 사라지는 등 놀라운 변화가 일어났다. 요즈음 많은 사람들이 음식 문맹자가 된 데에는 본인의 책임도 있지만, 우리가 속해 있는 가정과 사회의 책임이 더 크다고 할 수 있으니 누구를 탓할 것인가?

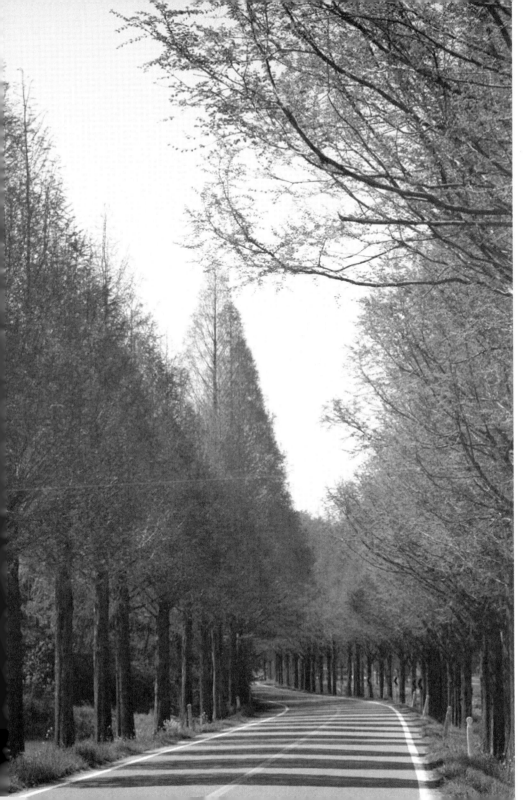

홀 그레인(whole grain)을 먹자

　　최근 홀 그레인 먹기가 대 유행이다. 홀 그레인이 과연 뭘까? 홀 그레인을 우리말로 옮기면 전곡으로 현미 등 정백하지 않은 곡물을 말한다. 홀 그레인을 먹어야 하는 이유는 정백된 하얀 곡물보다는 비타민, 미네랄 등이 풍부하기 때문이다.

　　사실 씨앗은 다음 세대로 생명을 연결하는 매개체 역할을 하지만 씨앗의 껍질을 벗기면 생명력을 잃어버린다. 이런 까닭에 식품은 자연 상태에 가까울수록 생명력을 가진 좋은 식품이라고 할 수 있다. 따라서 생명이 살아 숨쉬는 정제되지 않은 천일염, 흑설탕, 통밀가루, 현미, 천연 조미료 등을 먹는 것이 우리 몸에 이롭다.

　　그렇다면 정제염은 어떤가? 정제염 속에는 우리 몸에 이로운 각종 무기질이 정제 과정에서 깎여 나가고 짠맛을 내기 위한 나트륨만 남아있어 혈액에 의한 병, 고혈압, 뇌경색, 심근경색 등과 당뇨에는 더 더욱 치명적이다. 또한 정제된 백설탕을 지나치게 섭취하면 체내의 칼슘이 빠져나간다. 이는 백설탕이 산성이기 때문이다. 그렇다고 천일염이나 흑설탕을 많이 먹어도 괜찮다는 소리는 결코 아니다. 많이 먹으면 부작용이 따른다. 하지만 같은 당이라도 과일에서 얻는다면 몸에 필요한 비타민이나 미네랄 등을 공급받을 수 있다는 말이다.

그리고 우리가 흔히 흰쌀이라 부르는 백미는 왕겨를 벗겨낸 거친 현미를 열 번 정도 도정한 쌀을 말한다. 도정을 반복하면 거친 껍질이 떨어져 나가기 때문에 밥을 씹을 때 고소한 향기와 먹기에도 부드럽고 소화가 잘 된다는 장점이 있다. 하지만 밥맛을 내기 위해 여러 차례 도정하는 과정에서 사라지는 영양학적인 손실은 매우 크다. 도정 과정에서 떨어져 나가는 현미 표면과 쌀눈에 있는 각종 비타민과 미네랄, 단백질, 필수지방산, 섬유질 등이 그것이다. 도정한 것이 좋지 않은 이유는 이렇듯 곡물에 풍부하게 함유되어 있는 생명이 사라지기 때문이다. 다시 이야기 하지만 곡물의 생명력은 씨앗에 있다.

그러면 잡곡밥을 지을 때 잡곡을 어떤 비율로 섞는 것이 좋을까? 건강에 좋은 잡곡 비율이 정해져 있는 것은 아니다. 따라서 잡곡의 양을 점차적으로 늘려가며 몸에서 적응 기간을 갖는 것이 이상적이다. 잡곡에는 식이 섬유가 많아 어린이나 노인, 위염, 위궤양 환자 등 소화기가 약한 사람에게는 해로울 수 있기 때문이다.

과유불급(過猶不及)이라 했던가. 아무리 잡곡밥이 건강에 좋다고 해도 지나침은 부족함만 못하니 정도를 지키는 지혜가 필요하다.

인스턴트식품, 좋은 음식일까?

우리가 평소 즐겨 먹는 음식에는 몸에 독소로 작용하는 성분이 아주 많다. 예를 들자면, 어린이들이 즐겨 찾는 아이스크림에는 인공색소와 빨리 녹는 것을 방지하기 위하여 안정제와 유화제 등이 첨가되고, 껌에는 향기를 내는 합성향료, 가공 치즈와 가공 버터에는 유화제, 조미료, 색소가 들어간다. 또한 햄과 소시지에는 색깔을 선명하게 하기 위한 아질산타트륨이라는 첨가물을 사용하는데, 이를 지속적으로 섭취할 경우 건강에 해로움을 끼칠 수 있다. 그런 탓에 이러한 물질은 전문가들로부터 가장 위험한 첨가물의 하나라는 지적을 받고 있다. 문제는 이러한 식품은 혈당을 빠르게 높이고 공복감을 줄여 지속적으로 먹으면 생활 습관병으로 발병할 우려가 높다는 데에 있다.

나아가 어린이들이 즐겨 먹는 과자나 인스턴트식품에는 열량, 포화지방, 나트륨, 설탕의 함량이 기준치보다 훨씬 높은 반면 비타민과 무기질, 식이섬유 함량은 턱없이 부족한 것으로 나타났다.

어린 시절에 길들여진 식습관은 좀처럼 고쳐지지 않는다. 패스트푸드를 즐겨 먹고 자란 아이는 성인이 되어서도 계속 그런 식습관을 유지하게 되며, 잘못된 식생활로 인한 영향 때문에 각종 질병으로 괴로워하며 살아가야 할 것이다. 반대로 어린 시절부터 몸에 좋은 음식을 먹고 자란 아이는 노년에 질병으로 고생할 가능성이 매우 낮다. 한국인의 체질에 맞는 곡·채식 위주의 식생활이 어려서부터 체질화되어야 성인이 된 이후에도 지속될 수 있다. 그것이 곧 소아병과 아울러 성인병을 예방하는 최선의 방법이다.

그런데 요즘 아이들은 잘못된 식생활 때문에 이런 저런 질병에 시달리고 있다. 각종 식품첨가물이 들어간 인스턴트식품이나 지방, 설탕이 다량으로 함유된 음식을 선호하다 보니 칼슘 등 미네랄이 부족하게 된 것이다. 그 결과 만사가 자신의 뜻대로 풀리지 않는다고 불평불만이 많다. 그런가 하면 책상에 오래 앉아 있지 못하고 수업 시간에 떠드는 등 공부보다 그 밖의 것에 관심이 더 높다. 이를테면 책에 집중하지 못하고 책상에 앉아 있어도 딴전을 부리고 화장실을 자주 들락거리는 등 불안정한 정서를 보인다.

그래서 미국, 영국 등에서는 학교에서 판매하고 있는 인스턴트식품이 자라나는 청소년들에게 좋지 않은 영향을 끼친다고 여겨 판매 금지 조치를 내린 바 있다.

우리가 흔히 먹는 음식 가운데 건강에 가장 해로운 음식이 패스트푸드와 튀긴 음식이다. 패스트푸드는 주로 지방이나 열량이 높고 튀긴 것이 대부분이다. 맛이 우선이다 보니 조미료와 설탕, 지방 등의 첨가물이 많이 들어가 우리의 건강을 조금씩 조금씩 해치고 있다. 튀긴 음식도 해롭기는 마찬가지다.

그럼에도 불구하고 밥을 대신한 인스턴트식품의 대표주자 라면. 라면은 요리가 간편할 뿐만 아니라 열량이 한 끼 식사에 충분하다고 여겨 즐겨 먹고 있다. 그러나 라면은 열이 많은 뜨거운 음식으로 인체에 심한 열독을 준다. 열에 민감한 사람은 라면을 먹은 날 밤에 숙면을 취하지 못하고, 장이 나쁜 사람은 다음날 대변에 문제가 발생한다. 또한 열이 쌓이면 시력이 나빠지거나 아토피와 같은 피부 질환이 발생할 수도 있다. 특히 저녁 식사 후 간식으로 라면을 먹으면 신경이 예민한 사람은 숙면을 취하지 못하여 얼굴이 퉁퉁 붓거나 변비, 치질 등이 심해지기도 한다.

인스턴트식품, 무엇이 문제인가?

　과자, 빵, 청량음료 등의 가공식품은 맛을 내기 위해 설탕을 지나치게 많이 사용해 적은 양으로 높은 칼로리를 내는 게 대부분이다. 또한 정제된 백설탕에는 미네랄이 전혀 없기 때문에 분해되면서 몸을 산성화시키고 뼛속에 있는 칼슘을 빼앗아 몸 밖으로 배출한다. 그래서 신경이 날카로워지고, 우울증이 생기고, 스트레스가 쌓이게 되는 것이다.

　이러한 가공식품에는 정제당이 듬뿍 들어 있다. 콜라는 물론 사이다, 피로 회복제나 건강 음료도 마찬가지다. 이런 연유로 요즘에는 음료수를 마시지 않는 사람이 점차 증가하고 있다. 설탕이 들어 있는 음식을 먹으면 살이 찐다고 충고하지만 기억해야 할 것은 설탕이란 물질은 오랫동안 몸속에서 배출되지 않는다는 점이다. 따라서 몸도

병에 걸리기 쉬운 상태가 된다. 정신적인 불안정과 같은 정신 계통의 질병 대부분은 단 음식을 많이 섭취하기 때문이다.

요즘 아이들을 보면 잠시도 가만히 있지 못하고 다른 아이들과 싸우거나 선생님 말씀에 집중 못하는 등 불안정한 심리 상태를 보이는 집중력 결핍증 증세를 보이는 경우가 많다. 그래서 아이들의 식단을 살펴본 결과 설탕이 많이 들어 있는 인스턴트식품을 주로 먹고, 청량음료와 가까이 하고 있었다.

청량음료를 많이 마실 경우 칼슘 부족 현상이 올 수 있다. 게다가 불행하게도 아이들이 좋아하는 빵, 치킨, 과자 등은 트랜스 지방산으로 가득 차 있어 다른 필수지방산의 혈중 농도를 떨어뜨리기도 한다. 칼슘은 우리 몸에서 정신 안정제 역할도 한다. 그래서 칼슘이 결핍되면 신경이 날카로워져 가정 내 폭력이나 학교 폭력, 또는 소년 범죄의 원흉이 된다.

또한 식용색소 가운데 일부 품목은 천식, 두드러기, 콧물의 원인이 될 수 있으며, 심한 경우 행동 장애를 일으킬 수도 있다. 방부제는 메커니즘 자체가 음식의 부패를 막기 위해 산소와의 결합을 방해하는 작용을 하는 만큼 몸속에서도 체내의 세포가 산소와 결합하는 것을 방해할 수 있다.

또한 여러 이유로 청량음료를 자주 마시면 음료에 포함된 색소로 인해 자신도 모르게 이가 누렇게 변색 될 수 있다. 사실 이 표면은 매끄러워 보이지만 현미경으로 살펴보면 이의 깊은 곳까지 미세한 구멍으로 형성돼 있어 착색성이 강한 인공색소가 구멍으로 들어가면 부식 충치의 주범이 될 수 있다. 그리고 청량음료 속에 들어 있는 인산은 칼슘의 흡수를 방해할 뿐만 아니라 소변으로 칼슘의 배설을 촉진시킴으로써 칼슘 부족으로 골다공증에 걸릴 위험이 크다. 특히 청소년기에는 뼈가 성장해 가는 최대 골밀도에 이르는 중요한 시기이므로, 이 시기에 충분한 골량에 도달하지 못하게 되면 나중에 골다공증의 증상을 보일 가능성이 커진다.

흔히 건강을 위해 마신다고 하는 드링크류나 비타민 음료에도 몸에 좋은 성분이 들어 있긴 하지만 카페인이나, 당분, 색소 등 몸에 좋지 않은 성분이 함께 들어 있는 경우라면 오히려 인체에 해로울 수 있다. 따라서 갈증이 날 때에는 되도록 보리차나 물을 마시는 것이 낫다고 전문가들은 말한다. 또한 수박이나 참외, 오이 등 수분이 많은 과일을 먹는 것도 바람직하다고 귀띔하고 있다.

가공식품, 제대로 알고 먹자

　　30~40대 직장인들이 흔히 호소하는 만성피로는 운동 부족, 스트레스와 과로로 인한 것이 대부분이다. 이러한 원인에 기반을 둔 만성피로는 광고에 흔히 등장하는, 또한 제약회사의 매출액 1,2위를 차지하고 있는 드링크가 해결할 수 있는 것도, 더더욱 건강 검진을 받는다고 해결해 줄 수 있는 문제가 아니다.

　　하지만 지금 이 시간에도 광고에선 피로할 때는 OO 드링크 한 병이나 OO 영양제 한방이면 끝이라며 사람들을 유혹하고 있다. 드링크에 들어 있는 성분을 꼼꼼히 따져보았다면 알 것이다. 사실 단맛을 내기 위한 설탕, 카페인을 비롯하여 미미한 용량의 성분 몇 가지가 전부라고 할 수 있다. 혹은 몇 가지 비타민과 아미노산 등이 주를 이루는데, 특별한 약효가 있는 것도 아니다. 이것이 설령 일시적인 효과는 있을지 몰라도 앞에서 살펴본 바와 같은 이유 때문에 근본적인 증상 해결에는 어려움이 따른다. 드링크보다 피로와 관련하여 스스로가 처한 문제에 대한 정확한 이해와 대응 및 전문의와 상의해 보는 것이 문제를 근본적으로 해결할 수 있는 방법이 되지 않을까 한다.

참고로 주요 가공식품에 들어 있는 유해한 화학 첨가물을 살펴보면 다음과 같다.

식품명	화학 첨가물
햄, 소시지	아질산나트륨(발색제), 글루타민산나트륨(합성 감미료)
라면	글루타민산나트륨
콜라	안식향산나트륨(합성보존료), 캐러멜 색소
단무지, 피클	글루타민산나트륨, 사카린
명란젓	아질산나트륨
아이스크림, 빙과류	글리세린(유화제)
어묵, 맛살	소르빈산(보존제), 글루타민산나트륨, 과산화수소(살균 표백제)
사탕	타르색소
두부	황산칼슘, 유산칼슘(응고제)
밀가루	디페노코나졸, 구아자닌(살충제)

자료 : 국립농산물품질관리원

합성 감미료, 착색료, 유화제, 표백제, 발색제, 산화방지제, 살균제 등을 7대 첨가물이라 일컫는데, 이것들이 들어 있는 음식은 가급적 피하는 것이 좋다. 가끔 먹는 것은 문제가 되지 않겠지만 오랜 기간 지속적으로 과다하게 섭취하여 인체에 축적되면 건강에 해를 끼칠 수 있다. 그렇긴 하지만 식품 성분표시에는 알지 못하는 화학명도 있는 만큼 화학명이 많이 표시된 식품일수록 피하는 것이 좋다.

따져 보면 식품첨가물 사용이 부패 방지와 상품성 증진 등에 있다고 볼 때 가공식품을 생산할 때 필수적으로 사용할 것이다. 하지만 다량의 식품첨가물이 오랫동안 몸에 축적된다면 뇌와 중추신경계의 손상을 비롯한 다양한 질병에 노출될 수 있다. 따라서 식품첨가물을 피할 수는 없겠지만 가능한 최소량을 섭취하여 건강을 해치는 위험으로부터 벗어나야 한다.

단 음식이 인체에 미치는 해로운 영향

한의학에서는 단것을 너무 많이 먹으면 신장을 해치고, 뼈, 이 등도 약해진다고 한다. 그 결과 주로 손발과 요통, 두통, 관절염, 치주질환 등의 증상이 나타난다는 것이다. 이렇게 말하면 나이 먹으면 생기는 병이라고 말하는 사람이 있을 것이다. 바로 그렇다. 인체의 노화와 신장의 활동은 밀접한 관계가 있다. 요컨대 나이를 먹는다는 것은 신장이 약해진다는 것과 같은 의미라고 할 수 있다. 신장은 뼈를 담당한다. 따라서 신장이 약해지면 뼈와 관련된 부분도 약해진다. 이를 방치하면 골다공증이라는 병으로 발전한다. 나이를 먹으면 뼈가 잘 부러지는 것도 신장이 약해지면서 뼈도 함께 약해져 외압을 견디지 못한 까닭이다.

단 음식이 이에 미치는 해로운 영향을 크게 두 가지로 나눠 볼 수 있다.

하나는 입 속에는 수많은 세균이 살고 있다. 그 세균 가운데 충치의 원흉이 되는 것이 설탕 종류의 단 음식이다. 음식 찌꺼기와 입 속의 균이 합작하여 치태를 만들면 세균은 당분을 먹이로 하여 증식하면서 이를 파괴한다.

다른 하나는 잇몸 질환이 자주 생긴다. 이는 위와 대장에 열이 많기 때문이다. 원래 대장은 차가운 기관이나 열을 받으면 뜨거운 상태가 되어 일어나는 현상이다.

그런가 하면 단 음식은 위와도 관련이 있다. 땀을 많이 흘리는 사람은 열이 많은 양인에 가깝다. 평소 음식을 많이 먹는 사람은 선천적으로 큰 위를 갖고 태어난 것이다. 더구나 단 음식은 위를 더욱 활성화시켜 더 많은 음식을 요구하기 때문에 과식하게 되어 인체에 해로움을 끼치기 때문에 될 수 있는 한 피하는 것이 좋다.

그럼에도 불구하고 우리는 흔히 피곤할 때 단 음식을 먹으면 피로가 풀린다고 생각한다. 그래서일까? 많은 사람이 피로를 풀 때 설탕물, 꿀물 등 단것을 찾는다. 그러나 설탕 종류의 단 음식은 인체에 여러 가지 해로운 영향을 미치며, 장기적으로는 오히려 피로를 가중시킨다.

우선 설탕을 많이 섭취하면 장안에 나쁜 세균 증식이 일어나 유익한 균과 나쁜 균의 불균형으로 장의 기능이 깨진다. 그렇게 되면 장안의 독소가 인체로 흡수되어 자연히 몸은 피로를 느끼게 된다.

일반적으로 당 함유량이 높은 음식을 지속적으로 먹다가는 자칫

병을 부를 수 있다. 피로와 우울증 등 정신 질환이 그것이다. 우울증이 있는 사람은 초콜릿이나 단 음식을 즐겨 먹는데, 우울증 증상이 심할수록 초콜릿, 과자, 빵 등의 단 음식 섭취량도 늘어난다는 연구 결과도 있다. 설탕이나 초콜릿 등 당분이 많은 음식을 먹으면 기분이 한층 좋아진다. 당분이 신경을 안정시켜 주기 때문이다. 하지만 당분을 너무 많이 섭취하면 좋지 않다. 당분이 일시적으로는 기분을 좋게 하지만 먹을 때뿐이고 먹고 나서 1~2시간이 지나면 오히려 피로와 우울함이 증가한다.

WHO에서는 설탕류를 과다하게 섭취하면 비만, 만성피로, 두통 등 만성질환의 위험에 빠진다고 경고하기도 했다.

전문가들은 당을 많이 섭취해 혈당 수치가 올라가면 비만과 당뇨는 물론 고혈압, 뇌졸중, 심근경색, 고지혈증 등 각종 중증 질환에 걸릴 위험이 높다고 경고한다.

문제는 당성분에 중독성이 있다는 것이다. 음식에 든 설탕과 지방이 마약이나 알코올처럼 몸속의 호르몬을 자극해 시간이 지날수록 더 많은 양을 원하게 만드는 중독 현상이 일어난다. 몇십 년 이상 즐겨 먹었던 입맛에 길들여진 음식을 건강에 도움이 되지 않는다고 하여 일시에 끊는다고 생각해 보아라. 이루 말할 수 없는 고통이 수반될 것이다.

나는 어렸을 때부터 30여 년 이상 줄곧 설탕 종류를 무척 즐겨 먹었다. 그러나 빵, 과자, 청량음료 등 단 음식이 인체에 해롭다는 것을 알고 먹지 않게 되었다. 처음 몇 개월은 다른 사람들이 먹는 빵, 과자 등을 보면 입에 침이 가득 고이는 고통이 담배를 끊는 금단 현상 못지 않게 힘이 들었다. 그렇게 1년이 지나면서부터 점차 단 음식 생각이 나지도 않고, 입에 당기지 않아 거의 먹지 않았다. 그러자 차츰 몸의 변화를 느낄 수 있었다. 가장 먼저 두통이 사라지더니 자주 앓던 감기에 걸리지 않게 되었다. 그 밖에 치주질환으로부터 해방되고, 변비가 해소되는 효과도 있었다.

우리나라 사람들은 주식이 쌀밥, 잡곡, 국수 등 탄수화물이다 보니 혈당 조절이 더 힘들다. 탄수화물은 몸속에 들어가면 혈액 안에서 포도당 형태로 존재한다. 이 때문에 우리나라 사람들한테 당에 대한 적색경보를 자주 발령하는 것이다.

단 음식을 과잉 섭취하지 않도록 주의해야 한다는 말은 아무리 강조해도 지나치지 않다. 단 음식을 비롯한 산성식품을 즐겨 먹으면 체액이 산성화 되어 병에 걸리기 쉬운 상태가 된다. 인체 기능은 불가사의해서 체액이 산성화될 것 같으면 체내의 칼슘이 그것을 중화시키려고 한다. 그런데 그런 상태가 계속되면 칼슘을 비롯한 미네랄이 부족해져 정신적으로 불안정해지고 신경이 날카로워진다. 그리고 쉽게 피로를 느끼게 된다. 게다가 간이 과로 상태에 빠져 기능이 저하되면 건강 상태가 서서히 악화 된다.

그렇다고 저지방 무설탕이라는 문구에 속아서도 안 된다. 무가당 주스도 제조 과정에서 당을 첨가하지 않았을 뿐 과즙 자체에 들어 있는 당으로 인하여 혈당 수치를 빠르게 올린다.

또한 당 함유량이 높은 음식을 먹었을 때는 섬유소가 풍부한 콩,

현미, 보리 같은 곡물과 미역, 김, 다시마 같은 해조류, 야채 등을 함께 먹는 것이 좋다. 섬유소는 체내에 있는 노폐물뿐만 아니라 당분을 흡수해서 배출하는 아주 좋은 역할을 한다.

결국 단 음식을 자주 먹으면 충치나 잇몸 질환 때문에 건강에 좋은 음식을 제대로 씹을 수 없게 된다. 그러면 음식을 골고루 섭취할 수 없게 되어 영양 불균형을 초래하여 질병에 시달리게 된다. 이래도 맛있다고 계속 단 음식을 찾을 것인가?

우리가 앞으로 어떻게 살아가야 하는지는 전적으로 우리들 자신의 몫이 아닐까.

초콜릿을 피해야 하는 사람

초콜릿은 고열량 식품에 속하기 때문에 몸에 열이 있는 사람, 비만, 지방간, 피부 질환 증세가 있는 사람은 피하는 것이 좋다. 불난 집에 부채질하는 격이 되기 때문이다.

또한 초콜릿을 장기적으로 다량 섭취하면 이것에 포함된 유분, 당분, 방부제 등이 아토피나 여드름을 악화시킬 우려가 있다.

탈모 환자 또한 초콜릿을 많이 먹지 않도록 주의해야 한다. 초콜릿의 열이 머리로 올라가 탈모를 촉진시킨다. 초콜릿에 다량 함유된 당을 필요 이상 섭취하면 혈액 중 당 농도가 너무 높아지게 되고 혈액의 점도를 높여 모근에 대한 영양 공급을 방해해 탈모를 악화시킬 수 있다. 그리고 피지 분비량을 증가시켜 비듬이 많아지고, 그 여파로 지루성 탈모가 생길 수 있다.

사실 가끔 우리는 초콜릿의 달콤한 유혹을 참지 못해 손을 뻗게 된다. 입맛이 달콤한 설탕의 유혹에 빠져 있기 때문이다. 그럴 때면 우리 머릿속은 복잡해진다. 하지만 과감히 뿌리칠 수 용기 있는 행동을 해 보는 것도 오늘은 괜찮지 않을까?

매운맛은 두뇌 건강의 적

매운 음식을 먹으면 얼굴을 비롯하여 상체에 열이 오르면서 땀이 흐른다. 매운맛의 열기가 상승하기 때문이다. 즉 발산 작용을 매운맛의 대표적인 증상으로 꼽을 수 있다. 이것은 매운맛의 특성을 잘 나타내 주는 현상이다.

한때 고춧가루 다이어트가 유행한 적이 있다. 이것도 매운맛의 발산 작용을 이용한 것이다. 뚱뚱하고 습체질인 사람에게 어느 정도 효과가 있다.

그러나 매운맛이 지나치면 가장 먼저 위장 장애가 올 수 있고, 다음은 뇌세포가 손상되는가 하면 심장 박동이 빨라진다. 뿐만 아니라 머리, 눈, 입, 인후에도 질병이 나타난다.

두통은 열로 인해 발생하기 때문에 머리를 차갑게 하면 자연 사라진다. 평소 열이 많고 두통이 잦은 사람, 신경 쓸 일이 많은 사람, 신경만 쓰면 머리가 아픈 사람은 매운 음식을 피해야 한다. 요컨대 매운맛은 두뇌 건강의 적이라 할 수 있다.

또한 흥분이나 싸움을 잘하는 사람, 불면증이 있는 사람도 매운 음식을 피해야 한다. 이러한 사람은 하체는 하체대로 냉증이 원인이 되어 질병이 나타난다.

요즈음 안경을 쓰는 연령대도 점차 낮아지고 있는데, 이러한 현상도 매운맛을 즐기는 원인에서 찾을 수 있다. 눈병의 대부분은 매운맛과 육식, 밀가루 등 열이 많은 음식을 즐겨 먹음으로써 발생하는 것과 관련된다고 볼 수 있다.

또한 피부 질환과도 관계가 있다. 태어날 때부터 아토피 증상이 있는 아이는 엄마가 임신 전후에 뜨거운 음식이나 열이 많은 음식을 자주 먹어서 모체에 쌓인 열이 태아에게 전해졌기 때문일 수도 있다. 대부분의 성인 아토피 증가 원인도 매운맛이나 고기 등 열이 많은 식품을 먹기 때문이다.

한편 매운맛은 열을 내기 때문에 속이 냉한 사람에게 좋다. 따라서 찬것만 먹으면 배가 사늘하거나 설사를 하는 사람, 손발이 차갑고 추위에 약한 사람, 비만인 사람, 아침에 일어나기 힘든 습체질인 사람에게는 매운맛이 열을 일으켜 도움을 줄 수 있다.

반면 열이 많은 양체질은 매운맛이 도움이 되지 않는다. 열 많은 사람이 매운맛을 즐겨 먹으면 위장에 열이 많아져 각종 열로 인한 질병을 유발하게 된다.

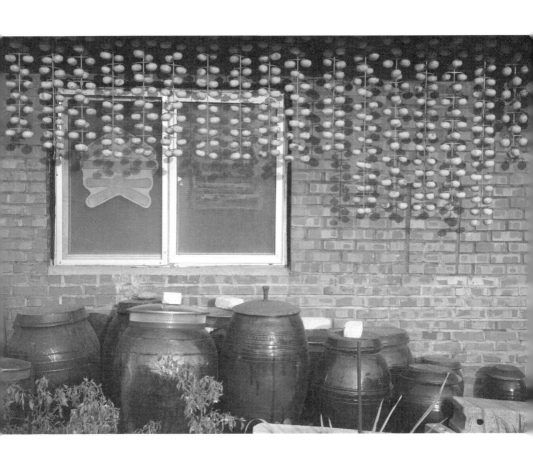

따라서 음체질은 매운맛을 조금 많이 먹고 양체질은 가급적 먹지 않는 것이 좋다.

모유보다 더 좋은 이유식 있을까

대부분의 선진국에서는 50~80퍼센트의 모유 수유율을 보이는 반면 우리나라의 모유 수유율은 현재 10퍼센트로 세계에서 가장 낮다고 한다. 그 이유가 뭘까?

모든 포유동물은 자신의 새끼에게 가장 알맞은 젖을 분비한다. 그럼에도 불구하고 영양 때문에, 몸매 망가질까 봐 하는 식의 이유를 들며 유독 인간만이 모유 수유를 꺼린다. 모유에 대해 제대로 알고 하는 행동인지 묻고 싶다. 내친김에 모유에 대해 꼼꼼히 따져보자.

모유에는 여러 가지 영양소가 골고루 균형 있게 들어 있다. 이러한 모유는 미숙한 상태를 곧 좋아지게 만들어 준다. 그래서 모유로 자란 아이가 병에 덜 걸리고, 바이러스, 세균에 대하여 저항력도 강하다. 그리고 좀 더 자라서는 당뇨나 다른 질병에도 잘 걸리지 않는다. 그래서일까? 모유를 먹는 아이의 몸에는 몸에 이로운 비피더스균이 있으며, 일반적으로 분유를 먹는 아기보다 소화기 계통의 질병도 훨씬 적다.

가만히 생각해 보자. 천연 성분이 적절히 혼합되어 각각 유기적인 역할을 담당하는 모유와 열을 가한 가공과정을 거치면서 그 안의 생명체를 모두 죽여 버린 분유가 어찌 같을 수 있겠는가.

게다가 분유에는 몸을 키우는 데 필요한 성분으로 가득 차 있는데 비해 모유에는 사람이 소화 흡수하기에 적당한 단백질과 뇌를 성장시키는 성분이 주를 이루고 있다.

사실 엄마의 따뜻한 품에 안겨 편안히 심장박동 소리를 들으며 젖을 먹는 것만으로도 아기는 최고의 행복을 느낀다. 젖을 먹이면서 어르고 달래는 등의 엄마의 사랑은 그 누구도 대신 할 수 없다. 결국 이런 행동은 아이의 감성지수(EQ)를 높여주어 성격도 밝고 협동심도 좋아진다. 즉 모유를 먹이는 행위는 아기의 건강과 지능을 한꺼번에 높일 수 있는 가장 쉬운 길이 된다.

더구나 모유에는 분유에는 없는 성분이 최소 100가지 이상 더 들어 있다고 한다. 그래서인지 모유를 먹고 자란 아이가 분유를 먹고 자란 아이보다 지능지수(IQ)가 10 정도 더 높다는 보고도 있다. 반면 분유를 먹고 자란 아이는 두뇌보다 신체 발육이 더 좋다는 보고가 있다.

영유아기 때는 신체와 두뇌가 매우 빠르게 성장한다. 그런 까닭에 인간의 두뇌 세포는 임신기와 생후 20개월까지 70퍼센트 정도 형성되고, 그 후 3세까지는 왕성히 발육하다가 7세 경이 되면 90퍼센트 형성되고, 나머지 10퍼센트는 18세까지 서서히 형성되어 간다.

이렇게 볼 때 태아기와 영유아기의 영양이 얼마나 중요한지 알 수 있을 것이다. 만약 이 시기에 적당한 영양 공급이 이루어지지 않으면 영양 결핍이 되어 질병에 대한 저항력도 약해지고 정서적으로도 불안정해지는 등 좋지 못한 결과를 초래한다. 더욱이 성장하는 동안 지속적으로 영향을 끼쳐 성인이 되어도 체구가 허약하고, 건강하지 못하며, 지능도 높지 않다.

따라서 신생아에게 1년 정도는 모유 먹일 것을 권한다. 이는 아이를 위한 것이기도 하지만 결국 어머니를 위한 것이기도 하다. 엄마의 사랑이 부족하면 아이의 심리와 성격의 발달이 뒤떨어질 수도 있다. 다만 엄마에게 질병이 있어 약을 복용할 시에는 주의를 기울여야 한다. 엄마가 먹은 약이 모유를 통해 아기에게 전달되어 악영향을 미칠 수 있기 때문이다.

우유도 체질에 맞아야 한다

　우유는 계란과 함께 완전식품에 가까운 단백질원으로서 버터와 치즈, 요구르트 등의 가공품을 만드는 데도 널리 애용되고 있다. 이러한 우유에는 단백질과 지방은 물론 칼슘과 비타민, 미네랄도 풍부하여 아이들의 성장, 노인들의 골다공증 예방, 임신부의 칼슘 보급에 적극 권장되고 있다. 그래서 유치원이나 학교급식에서도 거의 필수식품이 되었다.

　또한 우유는 비위를 좋게 하고, 몸속의 혈액을 보충하여 튼튼하게 해준다. 특히 피부 건조, 변비 해소에 도움이 된다. 하지만 우유는 전통적으로 유제품을 먹어온 서유럽 계통의 백인들에게 적합한 식품에 속한다고 볼 수 있다.

　그래서일까? 우유가 동양인의 체질에는 과민 반응을 일으키는 경우가 많다. 이는 그 동안 수 천년에 걸쳐 내려온 곡·채식의 식생활로 길들여진 인체에 소화효소가 부족하기 때문이다. 동양인의 85퍼센트 정도가 유전적으로 우유의 유당을 소화하는 데 장애를 갖고 있는 것으로 알려져 있다.

요즘 아이들에게 알레르기 질병이 많이 발생하는 원인의 하나로 우유와 유제품 섭취를 꼽을 수 있다. 우유 알레르기는 소화기, 호흡기, 피부 질환을 일으킨다. 소화기 증상으로는 복통과 설사가 있고, 호흡기 증상으로는 비염, 기관지염이 있으며, 피부 질환으로는 아토피성 피부염, 습진 등이 발생한다.

일본에서는 약 30년 사이에 아토피나 꽃가루 알레르기 환자가 급속도로 증가해 요즈음 다섯 명 중 한 명꼴이라고 한다. 알레르기 환자가 이처럼 급증한 이유에 대하여는 여러 가지 설이 있지만 학교급식에서 제공하기도 하고 가정에서도 즐겨 마시는 우유 섭취가 하나의 원인으로 알려져 있다.

요컨대 우유의 부작용은 뚱뚱한 사람, 복부 비만, 소화기가 약한 사람, 속이 냉한 사람한테 나타난다. 특히 습한 음성 체질인 사람에게는 아주 나쁘다. 이는 남녀 노소 누구에게나 해당된다.

우유에는 미미하지만 항생제와 인공 성장호르몬도 섞여 있다. 우유 생산량을 늘리기 위하여 사료에 영양제를 첨가하고, 동물에게 인공 성장호르몬을 주입하고, 대량 사육으로 인한 질병의 예방을 위해 사료에 항생제를 섞어 먹였기 때문이다. 이렇게 소한테 쌓여 축적된 해로운 물질이 우리의 식탁에 오르면 인체에 해로운 영향을 끼칠 수도 있다.

또한 우유는 칼슘의 섭취 원으로도 높은 평가를 받고 있다. 칼슘이 뼈에 좋은 것은 누구나 알고 있는 사실이다. 때문에 의사들이나 매스컴에서는 골다공증 예방을 위해 우유를 많이 마실수록 골다공증 예방과 치료에 좋다고 이야기한다.

그러나 이러한 것이 몸에 얼마만큼 좋은지 그 데이터는 어디에도 나와 있지 않다. 오히려 우유가 골다공증을 증가시킨다는 견해도 있다. 실제로 우유 섭취량이 많은 미국의 골다공증 환자의 수는 동양보다 높은 수준이다. 따지고 보면 우유는 송아지가 먹는 음식이 아닌가. 이것을 인간이 차용하고 있는 셈이다. 그런데 어떤 동물이건 어미의 젖은 어릴 때만 먹는다.

다시 말해 우리 몸에 면역 시스템이 완성되어 있지 않았을 때 그것을 보완하기 위해 모유를 섭취하는 것이다. 모유 섭취에는 본래 그런 의미와 목적이 있다. 따라서 성장한 인간이 건강을 위해 동물의 젖을 먹는 것은 참으로 모순된 행동이라고 할 수 있다. 우유를 너무 많이 마시면 단백질이 과잉 섭취 되어 다양한 질병에 걸리는 원인이 될 수 있다.

따라서 우유가 아무리 좋은 식품이라고 해도 누구에게나 다 좋은 것은 아니다. 더구나 아기에게는 모유에 비해 영양과 안정성이 떨어진다.

즉 모유가 우유보다 훨씬 더 좋다는 얘기이다. 이를테면 모유에는 아기의 모든 병을 예방하는 면역력 향상 능력까지도 있기 때문이다.

그리고 최근에는 미국과 유럽 등지의 각 학교에서 우유 대신 두유를 권장하고 있다. 2005년부터 미국 뉴욕주에서는 학교급식에서 우유를 제외시켰는데, 이러한 추세는 미국 전역으로 확대되고 있다.

과다한 육류 섭취 몸에는 독

　현대인에게 각종 난치성 피부병과 성인병, 암이 발생하는 원인 중의 하나를 과다한 육류 섭취로 볼 수 있다. 왜 과다하면 질병이 발생할까? 먼저 고기의 성질을 살펴보면 식물은 움직이지 못하므로 음성이고 동물은 움직임이 활발하므로 양성이다. 당연히 동물은 식물에 비해 양의 성질이 강하다.

　한편 소, 돼지 등의 체온은 사람보다 높다. 우리들 체온보다 높은 이들의 지방을 섭취하면 몸속에서 원활하게 분해되지 못한다. 그러면 몸에 열이 많아지게 되는데, 이 때 인체 상부에 열로 인한 병이 발생한다. 말하자면 머리, 귀, 코, 입, 이 등에 모두 나쁜 영향을 준다. 결국 탈모, 비염, 잇몸 질환, 두통, 구취, 피부병 및 아토피성 피부염을 일으키는 데, 이는 육류 섭취를 줄이지 않으면 해결 되지 않는다.

뿐만 아니라 하체에도 영향을 미쳐 병이 발생한다. 열이 상체로 올라가다 보니 하체가 자연히 차가워질 수밖에 없다. 그 결과 전립선 질환, 방광 질환, 대장 항문병, 관절염, 불임, 생리통 등이 발생한다.

결국 과다한 육류 섭취는 고혈압, 당뇨, 동맥 경화증 같은 성인병을 부른다. 더 큰 문제는 성인병 발생 연령층이 급속히 낮아지고 있다는 것이다.

또한 과다한 육류 섭취는 뇌에 영향을 미쳐 집중력 저하와 산란함, 폭력성 등으로 이어지기 쉽다.

여기 재미있는 연구 결과가 있다. 육식을 자주 하는 사람과 채식을 하는 사람을 비교해 본 결과 채식을 하는 사람에게서는 만성질환도 적게 발생하고, 병원을 이용하는 빈도 역시 낮게 나타났다. 반면 육식가는 남성과 여성 모두 채식을 하는 사람에 비해 입원하는 빈도가 높았다. 또한 육식가는 채식가에 비해 두 배 이상 더 약물을 사용하고 있는 것으로 조사되었다.

나아가 지나친 육식은 암도 유발하는데, 채식을 하는 사람에 비해 대장암 발병률이 3.3배 높게 나타났다. 육류 섭취가 장이 긴 한국인에게 대장암과 직접적인 관련이 있기 때문이다. 또한 유방암과도 관련이 있는 것으로 알려졌다.

육식이 성장을 빠르게 하는 효과는 있지만 빠른 성장은 그만큼 빠른 노화를 가져오기 때문에 고기를 많이 먹으면 노화가 빨리 온다는 사실을 간과해서는 안 된다. 빨리 핀 꽃이 일찍 지듯이, 결국 빠른 성장이 빠른 노화를 촉진시키는 것은 당연한 일 아닌가.

그렇다면 우리가 먹는 돼지, 소, 닭 등의 육류와 그것들로 만드는 가공품에 들어 있는 항생제가 안전한가 이다. 결론부터 말하면 아니다. 이들 식품 속에 들어 있는 항생제를 많이 먹어도 항생제 부작용이 나타날 수 있다.

요즈음 특히 육류 섭취로 인한 여러 가지 해로움이 널리 알려지고 있다. 하지만 많은 사람이 여전히 고기와 그와 관련된 식품을 즐겨 먹고 있다. 그렇다 보니 그로 인한 질병도 늘어나고 있는 실정이다.

이게 오늘날의 현실이지만 지방은 우리 몸에 없어서는 안 되는 아주 중요한 물질이다. 세포막의 중요한 구성 성분으로 비타민과 각종 호르몬의 원료가 되며, 신체 건강을 유지시켜 주는 역할을 하기 때문이다.

따라서 이러한 지방을 무조건 멀리하는 것은 건강을 위해 바람직하지 않다. 특히 탄수화물이나 채식 위주의 식단으로 먹는 경우 건강을 위해 지방을 적당하게 섭취할 필요가 있다. 다만 과다한 지방 섭취가 문제가 될 수 있으니 주의하자는 정도로 이해하였으면 한다.

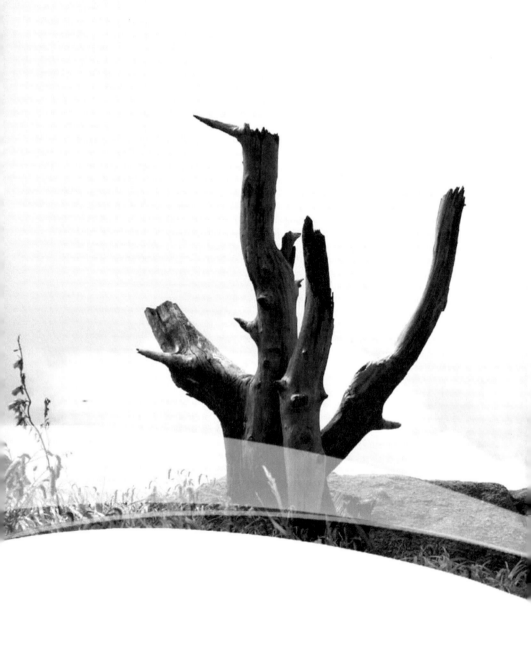

Part 4

내 몸에 맞는 음식으로 건강 관리

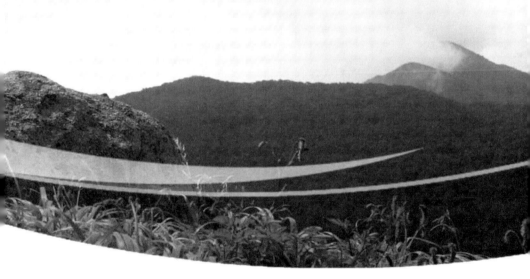

몸 따뜻하게 하는 식품, 차갑게 하는 식품

　식단을 생각할 때 중요한 것은 자신의 체질과 몸의 상태에 맞는 '성질'의 식품을 선택하는 것이다. 자신의 체질을 안다면 지금까지의 식생활을 고쳐볼 필요가 있다. 몸의 상태가 나쁠 때에는 비록 좋은 식품이라 하더라도 체질에 맞지 않는 '성질'의 식품은 피하는 것이 좋다. 같은 성질의 식품을 오랫동안 먹으면 한쪽으로 치우치는 체질을 만들어 미미한 병을 악화시킨다.

　따라서 인체는 찬 기운인 한기와 더운 기운인 열기가 서로 평형을 이루어야 건강하다. 만약 찬 성질이 강하거나 더운 성질이 강하면 몸의 평형이 깨져 질병이 발생하는데, 현대의 성인병은 이것이 원인인 경우가 많다. 따라서 음식으로 인체의 한열을 조절하기 위해서는 먼저 우리가 먹는 음식의 성질을 알아야 한다. 우리가 날마다 먹고 있는 음식에도 성질이 있기 때문이다. 그 성질만 제대로 알고 음식물을 섭취해도 알레르기 및 각종 성인병의 발병률을 줄일 수 있다. 말하자면 음식물 중 체질에 맞지 않는 잘못 된 섭생으로 몸속에서 완전연소 되지 못하고 세포 속에, 혈액 속에 유해한 찌꺼기가 쌓여 여러 종류의 이상 증상으로 나타나는 것이다.

자연계에서 음양을 가르는 중요한 두 요소는 태양과 물이다. 태양의 기운은 따뜻한 양이고 물의 기질은 차가운 음이다. 따뜻함은 발산하고 차가움은 움츠러드는 것이 자연현상이다. 사람도 열이 많은 양인은 발산의 힘이 강해 활동적인 반면 음인은 차가움으로 움츠러들어 소극적이다.

당신이 열이 있는 양인이라면 햇볕을 싫어하는 대신에 서늘한 그늘을 좋아할 것이다. 반면 당신이 음인이라면 햇볕을 좋아할 것이다. 요컨대 음인은 생리적으로 양기가 부족하여 몸이 찬 상태이기 때문에 밝고 따뜻한 곳을 좋아하여 해가 뜨면 몸이 편안해지고 해가 지면 힘이 빠진다. 반면 양인은 서늘하고 그늘진 곳을 좋아하여 해가 뜨면 몸이 지치고 해가 지면서 밤이 되면 힘이 난다.

자연 생태계를 좀 더 자세히 들여다보자. 음지식물인 버섯이나 물을 좋아하는 벼, 하천 변이나 냇가 주변에서 자라는 식물이나 미나리는 따뜻한 성분이 강하다. 반면 강력한 햇볕을 받으며 자라는 해바라기, 보리나 가뭄에 강한 알로에 같은 것은 차가운 성분을 지니고 있다. 양의 기질을 지니고 있는 버섯은 자체의 성질이 뜨겁기 때문에 태양을 피해 응달이나 습한 곳에서 자라며, 음의 기질인 보리나 알로에는 자체의 성질이 차기 때문에 따뜻한 태양이 비치지 않으면 살 수 없다. 이처럼 식물도 자연환경에 따라 그 성질이 다르다.

물을 좋아하는 벼는 따뜻한 양성이고 보리는 차가운 음성이다. 가뭄에 잘 견디고 물이 잘 빠지는 밭에 잘 자라는 밀과 팥도 음의 성질이 강하다. 반대로 물이 있어야 살아가는 연근은 벼와 함께 따뜻한 양성이다. 만약 음성인 보리나 밀, 팥을 물에 담가 놓는다면 싹이 트기는커녕 금방 썩고 만다. 그런데 볍씨는 물에서 싹을 틔워 파종을 한다. 이런 생명현상을 볼 때 만약 음의 기운을 가진 사람이 해가 안 비치는 음지인 습한 곳에서 물과 수분만 먹고 자란 음식만 먹고산다면 어떤 결과를 초래할까? 이와 반대의 경우도 마찬가지다.

동물의 경우도 물을 좋아하고 싫어하는 정도에 따라 음과 양으로 나눌 수 있다. 햇볕을 싫어하는 야행성 동물에는 양이 많고 주행성 동물에는 음이 많다.

열이 많은 소양인에 속하는 난 언제부터인가 음식 먹는 습관을 살펴보게 되었다. 그러던 어느 날 속이 냉하다고 여겨 몸에 좋은 봄옻의 순을 주변 사람들과 부침개로 만들어 먹곤 했다. 다행이 난 옻 내성이 강하여 많이 먹어도 옻이 오르지 않았다. 그렇긴 하지만 옻 순을 먹은 다음날은 몸 상태가 유난히 피곤했다. 술도 열성 식품에 속하는데, 열이 있는 내가 열성인 술도 함께 마셨으니 몸이 피곤한 것은 당연한 현상이었을 것이다.

또한 미나리가 몸에 좋다고 하여 미나리를 생으로 넣은 비빔밥을 자주 먹었다. 그런데 미나리를 넣은 비빔밥을 먹은 다음날은 영락없이 배가 더부룩하고 변도 제대로 보지 못했다. 난 뒤늦게 알 수 있었다. 미나리가 내 몸에 맞지 않는다는 것을. 뿐만 아니라 열이 있는 닭고기를 먹어도 이상 징후가 나타났다. 체질에 맞는 음식의 중요성을 깨닫는 계기가 되었다.

요컨대 몸의 부조화를 개선해서 건강하게 지내려면, 몸이 쉽게 차가워지는 '한증'의 사람은 차가운 계절에는 몸을 따뜻하게 하는 '온·열성'의 식품을, 반대로 몸에 열이 많은 '열증'의 사람은 더운 계절에는 몸을 차게 하는 '냉·한성'의 식품을 섭취하면 흐트러진 몸의 균형을 바로잡을 수 있다.

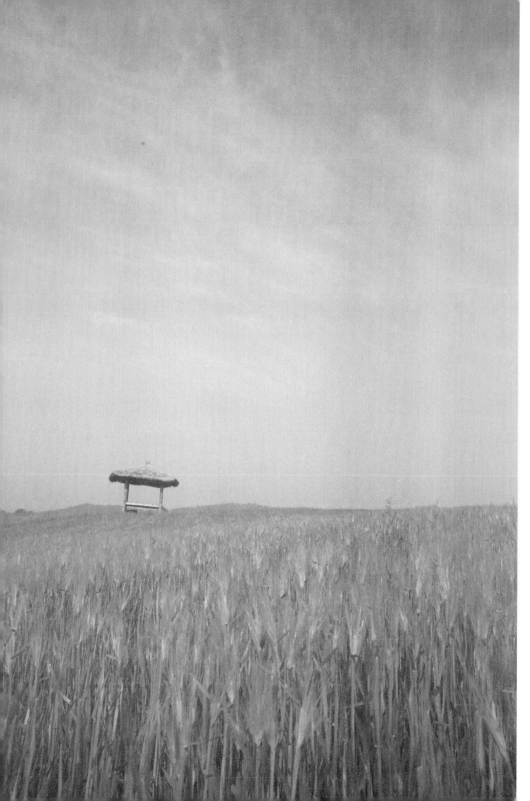

내 **몸에 맞는 음식**이란

　모든 음식에는 약성분이 존재하는데, 우리들이 자주 먹고 있는 몇 가지 음식의 성분을 알아보자.

　만약 당신이 음인이라면 어떤 식물과 동물을 먹어야 할까? 음인은 가능한 한 태양을 싫어하고 물을 좋아하는 동식물, 즉 마늘, 파, 버섯, 토끼, 염소, 닭 같은 따뜻한 성질을 함유한 열성 식품을 섭취해야 할 것이다. 반대로 양인이라면 태양을 좋아하고 물을 멀리하는 동식물, 즉 보리, 알로에, 밀, 돼지, 팥 그리고 생선인 고등어, 꽁치, 회 따위의 차가운 음성 식품을 섭취함으로써 음양의 균형을 이뤄야 건강을 유지할 수 있다.

　요컨대 아무리 영양가가 높고 약효가 좋은 영지버섯이나 뱀장어 같은 보양식이라 하더라도 체질에 맞지 않으면 독이 되기도 한다. 말하자면 약과 독은 동전의 양면과 같다고 할 수 있다.

음식을 선택할 때 제일 먼저 고려해야 할 것은, 재료가 지닌 성분의 궁합, 즉 음양을 따져보는 것이다.

사람에게 음양의 체질이 있듯이 우리가 무심코 먹는 음식도 음양으로 나눌 수 있다. 양적인 음식은 대체로 뜨거운 성질이 있어 먹으면 몸에서 열이 나게 한다. 고기류, 술, 김치찌개, 밀가루, 향기 있는 것, 자극적인 것, 따뜻하게 데운 음식이 그것이다. 맛으로는 파, 마늘, 생강 등과 같이 매운맛, 설탕류와 같이 단맛이 해당된다.

그런가 하면 음적인 음식으로는 대체로 찬 성질이 있어 몸을 냉하게 만든다. 종류로는 채소, 나물, 과일 등이 이에 속한다. 맛으로는 신맛, 쓴맛, 짠맛, 떫은맛이 해당된다. 얼음이나 아이스크림, 냉장고에서 바로 꺼낸 냉기가 있는 차가운 물이나 음식 역시 마찬가지이다.

하지만 인체의 음양은 절대 극단적이지 않다. 몸이 냉한 음체질이라고 더운 성질의 음식만 먹고, 열이 많은 양체질이라고 찬 성질의 음식만 먹으면 심한 편식이 되어 음양의 균형을 깨트려 오히려 건강을 해친다.

경험에 비추어볼 때, 아무리 몸에 맞는 것이라 할지라도 장기간 그것만 고집하면 몸에 균형이 깨져 해롭다. 한때 녹차와 배를 체질식이라 여겨 6개월 정도 계속 먹은 적이 있다. 그런데 어느 순간 소화가 잘 되지 않음을 알았다. 그래서 평소의 식사량을 20퍼센트 정도 줄인 적이 있다. 원인은 식사량이 아니라 녹차와 배였다. 그래서 그 후로는 가끔씩 먹는다.

그래서 얻은 결론은 음식을 먹는 이상적인 체질식은 체질에 맞는 것은 조금 더 많이 먹고, 체질에 맞지 않는 것은 조금 덜 먹으면 되는 것이다. 이 때 건강하다면 골고루 먹는 것이 원칙이다. 물론 건강이 좋지 않다면 체질이나 병증에 맞게 먹어야 한다.

먹어서 약이 되는 건강식품 재료

몸과 마음의 노화를 막고 건강을 지키기 위해 매일 섭취하는 식품 재료의 성분을 음양 측면에서 소개한다.

쌀

쌀은 따뜻한 성질로 몸이 차가운 음인에게 맞는다. 이러한 쌀은 중요한 단백질 공급원일 뿐 아니라 필수 아미노산인 라이신이 옥수수나 밀가루보다 2배 많다. 또한 엽산을 포함한 비타민 B군은 물론이고, 비타민 E와 마그네슘도 풍부해 노화방지에도 좋다. 그리고 고혈압을 개선하고 신경을 안정시키는 가바(gava)라는 물질이 들어 있어 혈액 내 중성지방을 줄여주고 간 기능을 활성화해 성인병 예방에도 효과가 있다. 즉 쌀은 그야말로 영양분의 집합체다.

콩

콩은 차가운 성질로 쌀을 주식으로 하는 우리 민족에게 쌀에 부족한 단백질과 지방질을 보완하고 공급해 주는 최고의 식품으로 손꼽는다. 특히 단백질과 지방 함량은 높은 반면 전분 함량은 거의 없어 곡식이라기보다는 고기에 더 가깝다고 볼 수 있다. 하지만 동물성 단백질과는 다르게 아무리 먹어도 부작용이 따르지 않으며 소화 흡수도 잘 되는 것으로 알려져 있다.

『동의보감』에서는 콩에 대해 "장기간 복용하면 보신 효과가 있고, 체중이 증가한다. 위장의 열을 제거하며, 장의 통증과 열독에 효과가 있고, 대소변의 배설을 다스리며, 부종이나 복부 팽만 등에도 효과가 있다"고 했다.

콩은 혈중 콜레스테롤 수치를 낮추는 기능이 있어 육식을 좋아할 경우 콩 제품도 함께 먹는 것이 좋다. 동맥의 힘을 기우고 혈액 중의 인슐린의 양과 혈당치, 장의 기능을 조절하고 암, 특히 위암을 예방하기 때문이다. 또한 콩은 식물성 식품임에도 불구하고 칼슘이 풍부하여 이와 뼈 건강을 도울 뿐만 아니라 뼈가 손상되는 것을 막아 주고 뼈 조직을 새롭게 형성해 주어 골다공증 예방에도 효과가 있다. 뇌에 활력을 주는 레시틴도 풍부하여 뇌를 건강하게 하고 치매 예방에도 효과적이다.

보리

보리는 자체의 성질이 차갑다보니 소화율이 낮다. 하지만 쌀에 비해 섬유질이 5배나 많으므로 장에 유익하여 변비 해소에 큰 도움이 된다. 뿐만 아니라 쌀에 비해 칼슘과 철분, 비타민 B 복합체가 풍부하여 당뇨 환자에게 좋다. 보리새싹 또한 활성산소를 제거하는 효과가 뛰어나다. 이러한 보리에는 혈중 콜레스테롤 수치를 낮추는 약리작용이 있는가 하면 암 발생률 또한 낮춘다. 그 밖에 보리에는 칼슘, 인, 철분 등의 미네랄과 비타민이 골고루 들어 있다.

고추

고추는 우리나라 음식 문화에 없어서는 안 될 중요한 식품이다. 뜨거운 성질을 갖고 있는 고추는 비타민 A · C 함량이 매우 높다. 그 중에서도 비타민 C 함량은 사과의 20배, 귤의 2배에 달한다. 고추의 매운맛 성분인 캡사이신(capsaicin)은 살균 · 정장 작용을 하고, 타액과 위액 분비를 촉진하여 소화작용을 돕는다. 또한 혈액순환을 촉진하여 탈모를 예방하고 신경통이나 류머티즘(rheumatism)을 치료하는 효과도 있다.

무

생것일 때는 성질이 차지만 익으면 따뜻해지는 무. 이러한 무를 한방에서는 폐열을 식혀 주어 가래나 기침을 가라앉힌다고 보는데, 무의 수분과 풍부한 비타민 C가 기침을 멎게 하기 때문이다. 또한 무즙의 매운맛은 살균 · 항균 · 항암 작용을 한다. 그래서 생선회를 먹을 때나 구이에 무즙을 곁들이는데, 무즙이 산성식품인 생선을 중화시키기 때문이다. 잘 알려진 대로 무즙에는 비타민 C와 디아스타제가 많이 들어 있다. 이는 우리 침 속에 들어 있는 중요한 녹말 분해 효소로서 소화를 돕고 동상이나 가래, 염증에도 효과가 있다. 그리고 지방 분해 효소도 무에 들어 있다.

배추

자체의 성질이 찬 배추와 고추, 파, 마늘 등과 같은 뜨거운 성분의 양념으로 중화시킨 김치는 음양 체질 모두에게 좋다. 암, 특히 결장암의 위험을 줄이고, 궤양을 예방하고 치료하는 것으로 알려져 있다.

감자

자체의 성질이 따뜻한 감자는 혈액을 맑게 하고 소화를 돕는다. 이러한 감사는 맛이 담백하고 조리법도 다양해 아무리 먹어도 싫증이 나지 않고, 성장과 건강에 필요한 녹말과 양질의 단백질이 풍부하다. 주성분이 녹말인 알칼리성 식품으로 철분, 마그네슘 등의 미네랄과 비타민 C가 들어 있다. 또한 감자에는 인슐린을 만드는 데 꼭 필요한 칼륨이 다량 함유되어 있다. 이것은 몸속에 있는 나트륨을 배출시켜 고혈압의 예방과 치료에 효과를 발휘한다. 다량의 나트륨과 황, 인, 염소 성분이 들어 있는 생감자즙은 해독 작용이 뛰어나다.

다만 감자를 먹고 나면 혈액의 혈당 수치가 빠르게 올라가므로 양 체질인 당뇨 환자에게는 적당하지 않을 수 있다.

고구마

고구마는 차가운 음식에 속한다. 그래서 식사 후 고구마를 먹으면 소화가 잘 되지 않는 것이다.

알칼리성 식품인 고구마의 주성분은 당질이지만 각종 비타민도 풍부하다. 그 중에서도 발암물질의 생성을 억제하는 비타민 E와 주근깨와 기미 예방에 좋은 비타민 C가 많이 들어 있다. 당 지수는 감자보다 낮지만 열량은 감자보다 높다. 고구마를 잘랐을 때 나오는 하얀 유액은 수지 배당체인 얄라핀(jalapin)이라는 성분으로 변통을 좋게 해 준다. 이러한 고구마에는 섬유질뿐만 아니라 펙틴이 풍부하여 혈중 콜레스테롤 수치를 떨어뜨려 주기 때문에 당뇨 환자나 다이어트 중인 사람에게도 추천된다. 특히 담배를 많이 피우는 사람은 고구마를 많이 먹는 것이 좋다. 고구마에 풍부한 베타카로틴과 비타민 C가 항암·항산화 작용을 하여 폐암 발병률을 낮춰 주기 때문이다. 하지만 주 성분이 당질이므로 당뇨가 있거나 비만인 사람은 섭취를 피하는 것이 좋다.

단, 고구마는 껍질째 먹는 것이 좋다. 전분 분해 효소가 들어 있어 껍질째 먹으면 소화도 잘 되고 속 쓰림과 가스 발생을 방지할 수 있기 때문이다. 또한 껍질에는 혈관을 튼튼하게 하고, 암과 노화를 예방해 주는 성분이 들어 있기 때문이다.

상추

성질이 차고 맛이 쓴 상추는 열성 체질에 맞는 식품이다. 이러한 상추는 오장을 이롭게 하고 근육을 튼튼하게 하는 성질을 지니고 있다. 까닭에 막힌 가슴의 기운을 풀어주고 머리를 맑게 해준다. 또한 잠을 잘 자지 못할 때 상추를 먹으면 수면제 역할을 하기도 한다. 또한 황달, 빈혈 등에 효과가 뛰어나며, 몸이 붓고 소변이 잘 안 나올 때 뼈마디가 쑤시고 혈액이 탁해졌을 때도 효과가 있다.

게다가 상추는 고기와 궁합이 잘 맞는데, 이는 상추에 들어 있는 비타민 C가 고기에 함유된 철분이 잘 흡수되도록 돕는 역할을 하기 때문이다. 뿐만 아니라 상추에 들어 있는 식이섬유가 고기를 구울 때 생기는 발암물질을 제거해 주기도 하고, 고기에 들어 있는 콜레스테롤이 혈관에 쌓이는 것을 예방해 주기도 한다.

가지

차가운 성분을 가진 식품인 가지는 열이 많은 양인에게 좋다. 과채류 가운데 칼로리가 가장 낮은 가지에는 발암 억제 효과도 있다. 또한 나트륨의 배출을 촉진하여 혈압을 낮춰주기도 한다.

오이

비타민을 보충하는 데 좋은 역할을 하는 오이는 90퍼센트 이상 수분으로 이루어진 차가운 식품이다. 이러한 오이에 포함되어 있는 칼륨은 몸속에 쌓인 염분을 배출하는 작용이 있어서 체액을 정화시키고 이뇨작용을 한다. 때문에 몸이 붓거나 비만한 사람에게 좋으며, 고혈압과 신장병에도 효과가 있다. 또한 오이는 혈액 중 노폐물, 니코

틴, 유해한 식품첨가물 등을 중화시키고 배출하는 데 효험이 있는 것으로 알려져 있다. 더불어 시원한 향미를 가지고 있어 술의 알코올 성분으로부터 몸을 보호해 주는 역할도 한다. 오이의 차가운 성질이 술의 과도한 열을 가라앉혀 주기 때문이다.

또한 오이에는 피로에 지친 신경과 근육을 활성화시키는 데 효과가 있으므로 등산 중에 오이를 먹는 것은 좋다.

버섯

버섯은 강하고 약한 차이는 있으나 모두 따뜻한 양의 기운이 강하다. 그래서 음인이 많은 우리나라 사람들에게는 꼭 필요한 식품이라 할 수 있다.

버섯에는 모두 전분과 단백질의 소화효소 분비를 촉진하는 물질이 들어 있다. 하지만 버섯은 오래 열을 가하면 각종 비타민이 파괴되므로 되도록 열을 피해 기름으로 조리하는 것이 좋다.

포도

차가운 식품에 속하는 포도는 바이러스 활동과 충치를 억제할 뿐만 아니라 암세포의 활성화도 억제시키는 화합물이 풍부하게 들어 있다. 이러한 포도는 소화불량, 발열, 간 및 신장장애 등의 악성 질환에 먹으면 좋은 효과를 본다.

배

차가운 식품에 속하는 배는 소화효소가 많아 소화작용을 도와주고, 이뇨 작용으로 체내의 노폐물을 배출하는 역할을 한다.

해조류

해조류 중 미역과 다시마는 차가운 식품이다. 반면 김과 파래를 비롯한 대부분의 해조류는 양성 식품이다.

이러한 해조류는 최고의 알칼리성 식품으로, 각종 미네랄의 보고이다. 더욱이 해조류에 들어 있는 미네랄은 신진대사를 촉진시켜서 세포를 활성화하고 노화를 방지하는 데 효과가 뛰어나다. 이는 우리나라 여성들이 출산 후 미역국을 먹는 이유와 무관하지 않다.

내 몸을 살리는 과일 언제 먹나?

　과일만 잘 먹어도 건강을 유지할 수 있다. 이런 이유로 자신의 몸에 맞는 과일을 먹으면 보약이 되지만 그렇지 않으면 몸에 해롭다. 이를테면 몸에 열이 있는 사람은 배, 수박, 참외 등과 같은 차가운 성분의 과일을 먹어야 좋다. 반면 소화기관이 약하며 몸이 냉한 사람은 복숭아, 사과, 귤, 딸기 등과 같은 더운 성분의 과일을 먹어야 좋다.

　특히 사과의 경우 "아침에 먹는 사과는 금이요, 점심에 먹는 사과는 은이요, 저녁에 먹는 사과는 동이다"라는 외국 속담도 있지 않은가.

　사실 체질에 맞는 과일일지라도 많이 먹으면 살이 찔 수 있다. 과일에 들어 있는 당은 몸 안에 쉽게 흡수되고 지방으로 전환돼 쌓이는 단당류 형태로 존재하기 때문이다.

보통 우리가 먹는 과일은 5시간 정도 지나야 활성화 된다. 하지만 저녁에 먹는 과일은 우리 몸에 활성화 되기 이전에 그대로 몸속에 쌓이기 때문에 살이 찌는 것이다. 그 원리는 다음과 같다.

과일이란 당분이 포함되어 있어 소화가 아주 잘 되는 식품이지만 식후에 섭취하면 먼저 섭취한 음식물이 아직 위장에 머물러 있기 때문에 과일이 위 속에서 머무는 시간도 길어진다. 위에서는 음식이 들어오면 들어온 순서대로 연동운동에 의하여 장으로 내려보낸다. 이렇게 되면 과일이 갖고 있는 인체에 유익한 성분을 효과적으로 섭취할 수 없다. 그리고 위 속에서 다른 음식물, 즉 먼저 먹은 음식물이 발효되면서 가스가 발생하므로 팽만감이나 방귀가 잦아지는 원인이 된다.

따라서 과일을 먹는 가장 이상적인 시간대는 아침이며, 식후보다는 식전이 좋다. 요컨대 아침은 저녁 식사 후 오랜 시간 음식물을 먹지 않은 공복 상태이므로 먹은 것을 그대로 흡수할 수 있는 최적의 상태인데, 이 때 먹은 최고의 에너지원인 양질의 과당이나 포도당이 그대로 흡수되는 것은 당연하지 않겠는가.

그런데 우리의 식단을 보자. 식후 후식으로 나오는 것이 과일이다. 부지불식간에 젖어버린 습관 탓인지는 모르겠지만 앞으로 어떻게 과일을 먹어야 하는지는 더 이상 길게 설명하지 않으려 한다.

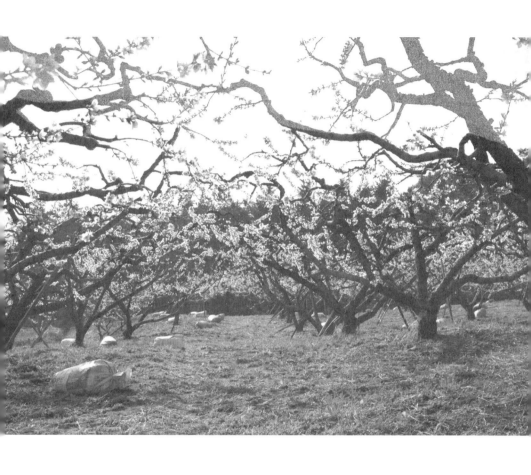

과일과 채소 잔류 농약 제거 방법

    우리가 즐겨 먹는 채소와 과일에는 상당량의 잔류 농약이 포함되어 있을 수 있다. 이는 우리가 유기농 식품을 찾는 이유다. 극소량의 잔류 농약이라 하더라도 오랫동안 섭취하면 몸속에 쌓여 각종 성인병이나 암을 유발할 수도 있다.

    그렇다면 잔류 농약 어떻게 제거해야 하는가? 방법은 식품 구입 시 겉모습만 보고 보기 좋은 것을 구입하지 않는 것이 좋다. 채소, 과일의 벌레 먹은 흔적은 농약을 사용하지 않았다는 증거일 수 있다. 반면 보기에 아주 싱싱하고 때깔이 좋으면 과도한 화학비료나 농약 사용을 의심해야 한다.

    그래서 구입한 채소, 과일, 곡류 등의 농산물은 잘 씻어 먹는 것이 건강에 좋다. 채소나 과일에 든 가장 큰 발암물질이 잔류 농약이기 때문이다. 씻기만 잘해도 농약 잔류량을 크게 줄일 수 있다.

　요즘 보급된 농약은 대부분이 농산물 내부로 침투하지 않고 표면에만 머물러 있기 때문이다. 상추, 배추 등의 잎채소를 물을 교체하여 2~3회 씻었더니 잔류 농약이 80퍼센트 이상 감소했다는 연구 결과가 발표되기도 했다.

　이렇듯 잔류 농약 제거 방법은 그리 어렵지 않다. 수돗물 적당량에 과일이나 채소를 담근 후 버리고, 새 물에 1번 더 담가 살살 씻은 후 꺼낸다. 그런 다음 적당량의 새 물에 식초 몇 방울을 떨어뜨린 후 깨끗이 씻으면 된다.

　이 과정을 거친 후 과일은 껍질째 먹도록 한다. 과일의 껍질 부분에 인체에 이로운 항산화물질이 다량 함유되어 있기 때문이다. 하나 더! 과일뿐만 아니라 당근, 고구마, 감자 등도 껍질을 벗기지 않고 먹는 것이 우리 몸에 좋다는 사실.

왜 섬유질 식품 많이 먹어야 하나?

우리가 음식을 먹으면 입, 식도, 위, 십이지장, 소장, 대장, 직장을 거쳐 항문을 통하여 몸 밖으로 배출된다. 먼저 위에 들어온 음식물은 연동운동에 의하여 소화 흡수하기에 용이하도록 잘게 부순다. 사람의 위 산도는 채식동물과 비슷하여 동물성 지방을 섭취하면 소화 속도를 느리게 한다. 보통 액체는 30분 정도, 식물성 식품은 2시간 정도면 위를 통과하는데, 지방은 4시간 이상 걸린다. 고기를 먹고 나면 위가 든든함을 느끼곤 한다. 소화가 잘 되지 않아 위와 장에서 음식물이 오래 머물러 있기 때문이다. 이렇게 위에 음식물이 오래 머물면 소화시키기 위하여 다른 기관의 혈액을 끌어다 써야 하고, 소화 과정에서 많은 열이 발생하는 등 좋지 않은 영향을 미친다.

우리 몸에서 유일하게 세균이 살고 있는 곳이 입 속과 대장이다.

몸속에 살고 있는 세균은 종류도 매우 다양해서 대장에만 약 400~500종류의 세균이 존재한다고 한다. 이렇게 수많은 세균 중에는 인체에 이로움을 주는 것이 있는가 하면, 반대로 해로움을 주는 것도 있다. 즉 여러 종류의 세균이 균형을 이루면서 살아가고 있는 것이다.

하지만 우리가 어떤 음식을 먹는가에 따라 이러한 균형은 변하기 시작한다. 채소나 과일 등 섬유질을 충분히 섭취하면 유익한 균이 잘 자라는 환경으로 찌꺼기 덩어리가 잘 만들어지고, 그 덩어리는 대장을 말끔히 청소하면서 내려가 직장에서 배출될 순간을 기다린다.

이와 반대로 인스턴트식품, 청량음료처럼 섬유소가 적은 음식을 자주 먹으면 유해한 균이 크게 증가하여 대장 통과 시간이 느려진다. 그러면 더욱 많은 수분을 필요로 함으로써 장운동에 이상이 오는가 하면, 영양소 흡수에 지장을 초래한다. 결국 물이나 섬유질을 너무 적게 섭취하면 수분 부족으로 변비가 생김은 물론 또 다른 질병을 일으킨다.

대장운동 기능을 떨어뜨리는 원인은 여러 가지를 꼽을 수 있다. 나쁜 식습관, 스트레스, 운동 부족, 질병, 습관적인 변비약 복용, 항생제 복용 등이 그것이다. 장벽에 노폐물이 쌓이면 대장 안에 나쁜 세균이 잘 자라게 되고, 이들 균이 만들어내는 독소가 점막을 통하여 그대로 몸속에 흡수된다. 몸 안으로 흡수된 독소는 면역기능을 떨어뜨려 감기나 잔병치레를 많이 하게 되고, 쉽게 피로하며, 남보다 빨리 노화현상이 찾아온다.

다시 말하면 면역력이 약한 부위에서부터 질병의 증상이 나타나는 것이다. 이를테면 세포가 약해져 노화가 빨리 일어나는데, 이때의 노폐물이 조금씩 쌓여 나이 들어서 병에 시달리게 되는 것이다. 그럼에도 불구하고 대부분의 사람들은 노화와 함께 나타나는 질병이 나이에서 오는 것이라 생각하는 듯하다. 이 책을 읽는 여러분은 절대 그렇지 않겠지만….

아이에게 올바른 양생법을 알려 주자

눈앞의 것만 좇기보다는 먼 미래를 내다볼 수 있는 천리안을 가져 보는 것은 어떨까?

우리 몸에 좋은 음식이 무엇인지를 알고 조심하며 생활하는 것과 그냥 지나치며 사는 것은 매우 다른 결과를 가져온다. 누구나 어떤 형태로든 한두 번쯤은 보았을 동물을 보자. 호랑이, 표범, 늑대, 하이에나 등 육식을 하는 동물은 사납다. 반면 초식 동물은 온순하다. 까닭이 무엇일까?

미국에서 공립학교를 대상으로 학생들에게 아침과 점심식사 때 비타민과 미네랄이 풍부한 음식은 먹게 하는 반면 콜라나 사이다 같은 청량음료는 가급적 먹지 말라고 하였다. 4년 후 실험에 참가한 학교 전체의 성적이 참가하지 않은 학교에 비하여 10퍼센트나 상승했다는 연구 결과가 나왔다. 이 연구로 학생들에게 좋은 영양을 공급하는 것이 학습 능력 발달에 중요한 영향을 미친다는 것을 알게 되었다.

한편 열대지방이나 아프리카, 한국 등 곡식과 야채, 과일을 주로 먹고 살아온 사람은 육식을 하면서 살아온 서양 사람에 비해 호전적이지 못하고 남을 괴롭히지 못하는 습성을 타고났다. 그래서일까? 우리나라는 과거에 수백 번의 외침을 받기도 하였다. 하지만 같은 아시아인 중에서도 기마 민족인 몽골인은 매우 호전적이며, 유럽까지 초토화시킬 만큼 정복욕도 매우 강했다.

매우 비과학적인 논리로 보이는 이런 현상이 분명 먹는 음식과 연관이 있다고 본다. 그래서 하는 말인데, 먹는 음식의 종류를 보면 그 사람의 성격을 알 수 있다고 하면 지나친 과장일까? 단정적으로 말하면, 육식을 즐겨 먹는 사람의 성격은 거칠고 이기적인 성향을 나타나는 데 비하여, 채식주의자들은 온순한 편이다.

그럼 물어보겠다. 당신의 아이가 어떤 성격의 소유자로 성장하기를 바라는가? 이제 우리 어른이 더 늦기 전에 아이에게 올바른 양생법을 알려 주어야 하지 않을까.

집에서 100리 밖의 음식은 먹지 마라

아버지로부터 집에서 100리 밖의 음식은 먹지 말라는 말씀을 들으며 자랐는데, 그 뜻을 지금에야 깨달았다. 옛 어른들 말씀 그른 것 하나 없는 듯하다.

우리 고장에서 재배한 밀은 우리 몸에 잘 적응되어 소화 흡수가 원활하게 이루어진다. 전문가에 의하면 우리 풍토와 전혀 다른 지역에서 자란 식품을 계속 섭취하면 본래의 한국인과는 전혀 다른 체질이 형성되고, 그에 따라 새로운 성격이 형성될 것이라고 우려하고 있다.

역사적으로 서양의 음습한 기후에는 밭작물이 적합하여 밀이 그들의 주식이 되었는데, 그런 식품이 어느새 우리의 주식인 쌀을 밀어내고 식탁에 자주 오르고 있다.

문제는 밀가루 그 자체에 생명력이 없다는 것이다. 그런 까닭에 방부제, 살충제, 표백제 등의 오염 문제가 아니라도 밀가루 섭취는 한 번쯤 고려해 볼 만하다.

더욱이 서구 사회에서 흔히 보이는 정서 불안과 문제아가 앞으로 더욱 늘어남은 물론, 서양인들에게 보편화된 식원병이 점점 증가할 것이라는 전망이다. 식사가 원인인 식원병은 암도 음식물이 주된 원인이라면 역시 식원병인 것이다. 또한 어린이들의 아토피성 피부염이 급격히 증가하고 있는데, 이것 역시 식원병의 한 예로 볼 수 있다.

요컨대 식원병으로 어린이와 여성의 비만, 당뇨, 정신 장애, 체력 저하, 만성 두통, 심장병, 신경통 등 각종 질병이 증가하고 있음이 현실인 듯하다.

해외 여행을 하면서 그들이 우리와 몇 가지 다른 점을 찾았다. 그들의 피부가 거칠고 두툼하며 축 늘어졌다는 것이다. 또한 조로 현상도 엿볼 수 있었다. 이는 주식으로 하는 밀가루 섭취가 한 원인이 되지 않았나 한다. 밀가루에는 뜨거운 열, 독, 풍의 성질로 인해 축 쳐지는 현상이 일어난다.

한의사의 얘기를 들어보면, 밀가루로 만들어진 음식을 즐겨 먹는 환자는 침 치료에 있어서도 독특한 반응이 나타난다고 한다. 이를테면 침 놓을 때 통증을 상대적으로 덜 느끼고, 침 뽑을 때 피가 잘 난다고 한다. 이는 평소 밀가루 섭취를 즐겨 먹은 관계로 늘어진 근육과 부은 살이 침의 따가움을 모르게 하고, 탄력을 잃은 혈관이 쉽게 터지기 때문이라고 한다.

그런 반면 건강한 사람일수록 침을 맞을 때 아프다고 한다. 이는 피부와 근육이 탄력이 있고 감각이 살아 있다는 증거라고 한다.

한두 번쯤 먹어봤음직한 한약. 약 상자를 개봉하면 그 안에 한약과 함께 들어 있는 주의 사항 쪽지. 그것을 읽어보면 돼지고기와 밀가루 음식을 먹지 말라는 문구가 있다. 전문의에게 이유를 물어봤더니 한약 복용 시 밀가루 음식을 먹으면 소화에 부담을 주어 한약 흡수를 저해하기 때문이라고 한다. 밀가루와 소화 흡수 사이에는 묘한 관계가 있는 것이다. 체질적으로 음인에게는 소화가 잘 안 되어 부담 되고, 양인에게는 흡수가 너무 잘되어 부담 된다는 점이 그것이다.

따라서 밀가루 음식을 먹어야 한다면 우리 밀로 된 통밀가루를 먹는 지혜가 절실히 필요한 때인 듯하다.

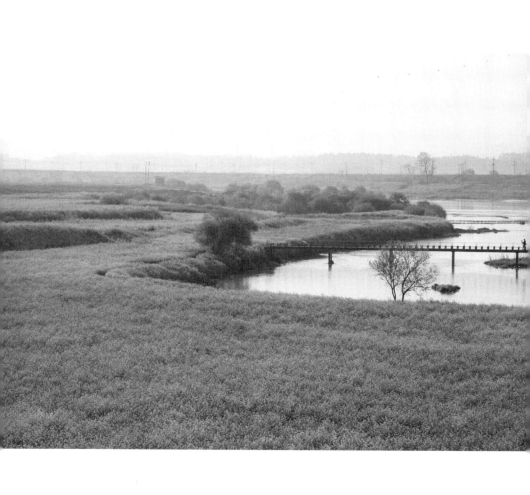

동양인과 서양인의 신체적 차이란

농경문화 속에서 자라온 우리 민족은 무엇을 먹어야 하는가? 그 해답은 자연에 있다. 자연의 원리가 그러하듯, 인간은 자신이 살고 있는 지역에서 나는 것을 먹고살아야 한다. 가령 말하자면 북극의 추운 지방에 사는 사람은 체온을 올리는 데 필요한 음식을 먹어야 한다. 머리를 많이 쓸 일도 없고, 근육을 혹사시킬 필요도 없기 때문에 이뉴잇(Innuit)들은 고래의 지방이나 바다에서 사는 생물의 지방에 의지해서 살아간다. 아주 차가운 바다에서 나는 고기는 따뜻한 양성을 지닌 음식으로 섭취하면 몸을 따뜻하게 만들어주기 때문이다. 러시아의 경우 도수 높은 알코올을 즐겨 마시는 이유가 다 거기에 있다. 이들에게 다른 먹거리는 주어지지 않는다. 과일이나 견과류, 채소는 먹고 싶어도 먹을 수가 없다. 그리고 설사 이러한 것들을 구할 수 있다고 하더라도 과일이나 채소를 먹고는 추운 기후에 적응하며 살아갈 수 없다.

따라서 채식주의자들이 아무리 목소리를 높이더라도 북극지방 사람은 동물성 지방을 먹어야 살아갈 수 있다. 반면 열대지방에서는 에너지가 되어줄 음식이 필요 없다. 산천에 널려 있는 초목이 몸에 이로운 음식이기 때문이다. 그리고 이곳 사람들은 자연적으로 야채 위주의 음식을 먹게 마련이다. 이런 연유로 해서 서양과 동양의 서로 다른 음식과 문화가 다른 체형을 만든 것으로 본다. 기후와 풍토가 다르기 때문이다.

즉 사람들이 무엇을 먹어야 하는지 그 질문에 대한 답변을 이론화할 필요가 없다. 선택할 필요 없이 자신이 살고 있는 지역에서 자라나는 신토불이 음식을 먹으면 되기 때문이다.

구체적인 식생활로 살펴보자. 동양 사람은 따뜻한 지역에서 생활하였기 때문에 그에 적응하기 위하여 곡·채식 위주의 음적인 식물을 주로 섭취하였다. 반대로 서양 사람은 날씨가 차가운 지역에서 생활하였기 때문에 그에 적응하기 위하여 열을 내는 육류, 즉 양적인 음식을 섭취하였다.

식생활의 차이는 체형에도 영향을 미쳐 동양 사람은 상체가 발달한 반면, 서양 사람은 하체가 긴 신체구조를 가졌다. 그래서일까? 서양인의 장은 우리의 장보다 짧고 딱딱하고 두껍다. 장이 짧다는 것은 상체가 짧고 하체의 다리 길이가 길다는 이야기이다. 이는 육식 위주의 식생활 때문이다.

오랜 기간 동안 곡·채식에 길들여진 신체에 급격한 식생활의 변화를 주면 질병이 발생한다. 대장이 긴 사람이 육식, 유제품 등 서구식 식사를 하면 대장암, 유방암, 성인병 등이 발병할 확률이 월등히 높다.

따라서 육식동물보다 채식동물에 더 가까운 치아나 장기 등의 신체 조건을 가지고 있는 인간도 곡식과 채소 위주의 식사를 하고 소량의 동물성 음식을 먹어야 건강하게 살 수 있다.

흔히 고기를 먹을 때 야채도 함께 먹으라고 하는데, 이는 야채의 섬유질에 독소를 흡착시키려는 발상에서 비롯된 것이다.

최근 들어 우리나라 사람들의 질병이 점점 서구화 되는 경향을 보이고 있는 것도 초식동물이 육식을 많이 한 탓으로 보아야 한다. 우리는 어디까지나 쌀을 위주로 채식을 하는 전형적인 농경문화에 속한다. 이는 바로 쌀을 주식으로 하며 각종 곡류, 채소류를 부식으로 하고, 육류와 가공식품은 아주 조금만 먹는 식생활을 말한다. 이를 거스르면 각종 질병이 발생할 수도 있음을 기억하자.

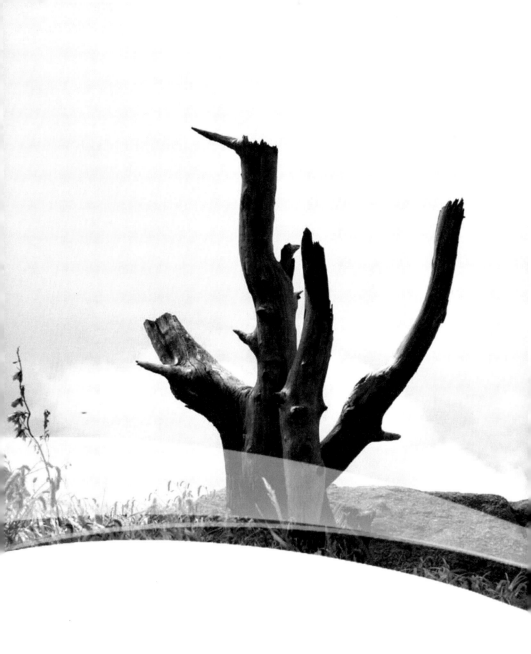

Part 5

한 차원 높은 식사 요령

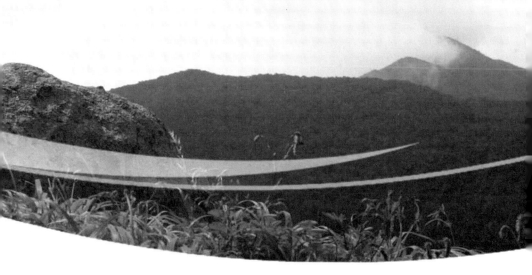

100세 건강의 비결

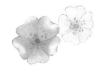

　일본의 관상가 난보쿠는 "사람의 운은 식(食)에 있다"고 했다. 아무리 길상인 사람도 폭음, 폭식을 하거나 음식을 함부로 대하면 운이 떨어지고, 반대로 흉상인 사람도 식사를 간소하게 하면 운이 트인다는 것이다.

　식생활은 운, 즉 인생을 좌우할 정도로 중요하다. 오늘 과식하면 과식한 날 만큼 나이 들어 반드시 그 대가를 치르게 되어 있다.

　그러면 소식을 실천하기 위해서는 어떤 준비가 필요할까?

　첫째, 식사할 때는 식사에만 집중한다. 먹으면서 텔레비전이나 책, 신문 등을 보면 무의식중에 음식을 삼켜버리게 되고, 자신이 얼마를 먹었는지 가늠하지 못한 채 과식을 하게 된다. 먹을 때는 오로지 먹는 것에만 집중해야 한다.

나는 음식을 먹을 때마다 '한 숟가락 덜 먹자'라고 다짐하곤 한다. 그러한 생각을 하지 않은 경우 나 자신도 모르게 과식하기 때문이다. 특히 술을 마실 경우 절제가 되지 않는 만큼 특히 주의를 해야 한다.

둘째, 주어진 음식은 진심으로 고맙게, 맛있게, 기분 좋게 먹어야 한다. 그래야 소화가 잘 된다. 더욱이 적게 먹고 많이 움직여야 한다. 그러면 최상의 상태에서 행복으로의 비상이 가능하다.

사람의 수명을 연장시킬 것으로 기대되는 방법 중 가장 효과적인 것은 덜 먹는 것이다. 많이 먹으면 그만큼 소화 흡수, 저장, 소비하는 과정에서 세포가 많은 일을 하게 된다. 그리고 그만큼 세포가 빨리 노화될 뿐만 아니라 많은 양의 활성산소가 발생하게 된다. 게다가 많이 먹다보면 당연히 범람하는 유해 물질까지 포함하여 섭취하게 되니 이래저래 세포는 파괴되기 마련이다. 그래서 오늘날 못 먹어서 생기는 질병보다는 너무 많이 먹어 생기는 질병이 훨씬 많다. 요컨대 소식을 하면 체내의 면역성과 저항 능력이 향상되고 수명이 연장된다는 것이 동서양의 공통된 주장이다.

이를테면 100미터 달리기를 하거나 마라톤을 하기 전에 든든하게 먹고 뛰는 사람은 거의 없다. 배가 부른 상태로 달리면 최고의 기량을 발휘할 수 없다는 것을 잘 알기 때문이다. 또 중요한 시험이나 남들 앞에서 연설이나 강연을 해야 할 경우에도 음식을 배부르게 먹지 않는다. 약간 모자란 듯 먹어야 최상의 컨디션을 유지하는 데 도움이 된다는 사실을 알고 있기 때문이다. 즉 항상 몸 상태를 최고의 상태로 유지하는 방법도 위장의 8부, 즉 소식하는 것이다.

요컨대 사람의 한평생의 길흉은 모두 음식에 의해서 결정된다고 해도 과언이 아니다. 큰일을 하고 건강하게 장생하려면 소식을 해야 한다. 때문에 두려워할 것도 음식이요, 또한 신중히 해야 할 것도 음식이다. 그러니 음식보다 더 중요한 것은 없다.

장수하는 사람의 생활을 조사한 보고서가 많다. 그 보고서의 공통된 의견은 100세가 넘어서까지 장수하는 사람은 적당한 식사량을 습관화한다는 것이다. 여기서 적당한 식사량이란 배부르게 먹는 양의 80퍼센트만 먹는다는 것을 의미한다. 포만감을 느끼기 전에 수저를 놓으면 된다. 이런 습관은 가정교육 등으로 원만하게 자라나면서 적당히 먹는 것이 습관화된 사람에게는 그리 어려운 일이 아니다.

살아가면서 먹는 것을 절제하는 것처럼 어려운 일이 없겠지만 건강을 유지하고 질병을 예방하려면 지금부터라도 적당히 먹는 습관으로 길들여보는 것은 어떤지?

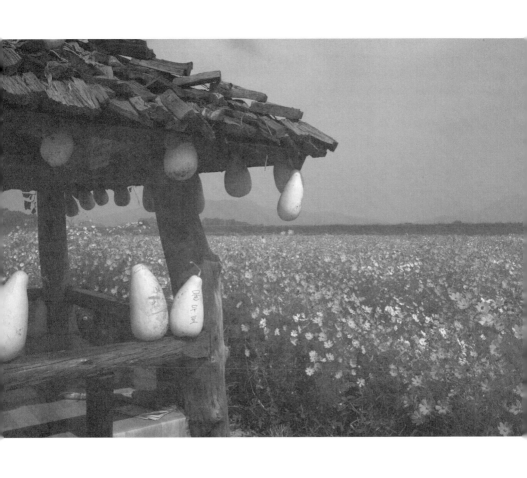

과식의 종말, 수명을 단축시킨다?

  건강과 관련된 일상생활의 습관 또는 행동 중에서 가장 중요한 것
이 음식인데, 문제는 건강 파괴는 항상 너무 많이 먹는 데서부터 비
롯된다는 것이다.

  흔히 힘을 쓰려면 많이 먹어야 한다고 말하는 사람은 먹을수록 힘
이 난다고 믿고 있는데, 사실 그렇지 않다. 물론 육류 등과 같은 고단
백질 식품이나 강장작용이 있는 식품을 먹으면 일시적으로 힘이 난
다. 그러나 아무리 좋은 음식일지라도 오랫동안 과식하면 나이가 들
면 들수록 활기와 체력이 더욱 떨어져 노화의 속도가 빠르게 진행된
다. 또한 과식을 하면 속이 더부룩하거나 몸이 무겁고 힘이 들어 움
직이기 싫어진다. 이는 장기의 처리 능력을 넘어 한꺼번에 너무 많이
먹었기 때문에 생기는 현상이다. 이런 사람들은 평소에 피로하기 쉽

고 체력도 약하며 늘 컨디션이 좋지 못하다.

그럼 과식을 하면 안 되는 이유가 뭘까? 그에 대해 귀 기울여 보자.

첫째, 몸에 해로운 활성산소의 발생을 증가시킨다. 우리가 음식을 섭취하면 이를 소화시키고 에너지로 전환되는 데 산소가 필요하다. 이 과정에서 음식을 많이 먹으면 먹을수록 활성산소가 더 많이 발생하는데, 이 때 활성산소는 여러 가지 노화 관련 질환을 일으킨다.

둘째, 과도한 영양물질이 체내에 축적되어 다양한 질환을 일으킨다. '흡수는 배설을 방해한다'라는 말이 있듯이, 너무 많이 먹고 마시면 이를 흡수하기 위해 위와 소장으로 혈액이 몰린다. 그러면 온몸의 세포를 돌아다녀야 하는 혈액의 양이 줄어들 수밖에 없다. 때문에 대장이나 신장 같은 배설기관에 공급되는 혈액의 양이 상대적으로 줄어들어 대소변 배설능력이 약해지게 된다.

따라서 신장이나 대장이 좋지 않다면 과식을 하고 있는지 점검해 볼 필요가 있다. 또한 음식물을 너무 많이 섭취하면 장에서 숙변이 쌓이게 된다. 숙변은 장의 통로를 막고 장 속에서 대장균이나 부패균 등의 나쁜 균을 만나 유독가스를 발생시키고, 장의 주름진 곳에 남아 온갖 병의 원인이 된다. 또 숙변에서 생기는 독소는 혈액을 타고 몸의 각 장기에 흘러들어 암이나 아토피 피부염, 두통, 어깨 결림 등과 같은 다양한 질병을 일으킨다.

셋째, 간장이나 담낭에도 악영향을 준다. 영양을 과다 섭취하면, 간장은 잇따라 들여보내지는 당질, 단백질, 지방을 몸에 필요한 형태로 화학 변화시키기 위해 전부 가동하지 않으면 안 된다. 그 부담 때문에 차츰 기능이 저하된다. 또 담낭도 고지방의 과다 섭취 때문에 늘어난 혈중 콜레스테롤을 배출시키기 위해 그것을 담즙 중에 유출시켜서 결석을 만들어 염증을 일으키게 된다.

살펴본 바와 같이 과식은 문제가 된다. 욕심이기도 하고 몸을 해치는 행위이기도 하기 때문이다.

아이의 비만 무엇이 문제인가?

장수의 비결에 대해 물으면 한의학에서는 '몸이 건강하려면 약간의 배고픔은 참아야 한다'고 한다. 그런데 아이들은 음식을 절세하지 못한다. 이러한 행위는 곧바로 비만으로 연결될 수 있는데, 아이가 성인병에 걸리는 원인이 바로 비만에 있다.

보다 구체적으로 살펴보자. 아이의 비만을 부르는 주요 원인은 나쁜 생활 습관이다. 예를 들자면 폭식, 기름진 음식과 육류의 과다 섭취, 운동 부족 등이 그것이다. 그리고 텔레비전과 컴퓨터 앞에서 너무 오랜 시간을 보낸다. 이런 생활이 오래 지속되면 세포가 생활에 익숙해져 활동력이 떨어져 영양 과잉이 그대로 몸속에 쌓여 바로 비만으로 이어진다. 이는 전적으로 부모의 책임이다. 부모는 아이가 합리적인 식습관을 하도록 이끌어야 하는데, 그렇지 못한 경우이다.

지금이라도 늦지 않았다. 방법은 야채와 과일 및 잡곡 등을 많이 먹게 하는 반면, 생선이나 고기 등의 단백질 음식을 적절히 조절하면서 기름진 음식을 줄여야 한다.

풍족하게 자란 아이는 배고픔의 진정한 의미를 모른다. 항상 배가 부르면 최고의 기량을 발휘할 수도 없으며, 지혜로워질 수도 없다.

사실 아이를 건강하게 키우는 법은 아주 간단하다. 일단 아이를 배고프게 만드는 것이다. 적당한 배고픔은 아이의 병에 대한 저항력과 생명 유지 기능을 증강시킴은 물론 똑똑하게 만들 수 있기 때문이다. 이 때 부모 역시 스스로를 절제해야 한다. 합리적인 식사는 온 가족의 일이기 때문이다. 온 가족이 건강한 식습관을 지속하면 가족 모두에게 도움이 된다. 아이가 텔레비전과 컴퓨터 앞에서 몇 시간씩 앉아 있게 내버려두지 말고 적당한 운동을 함께 하는 것도 중요하다.

지금 당장 배드민턴 라켓(racket)을 들고 밖으로 나가라. 아니면 아이와 함께 일정 거리를 걸어라. 소아비만이 성인비만으로 이어지면 자칫 아이의 삶 전체에 나쁜 영향을 미칠 수도 있기 때문이다. 그래서 아이들에게 무엇을 어떻게 언제 먹이느냐 하는 것은 아주 중요하다. 아이들의 미래가 달려 있기 때문에….

비만의 주범, 간식 친구 야식

만물은 햇볕이 비치는 낮에는 양기가 강해 발산하는 힘이 강하다. 반면 해가 지면 끌어들이는 음기가 강하기 때문에 같은 양을 먹어도 낮에 먹는 것보다 저녁 시간대나 야간에 먹는 음식이 살이 훨씬 잘 찌게 된다. 더구나 저녁에는 거의 활동을 하지 않기 때문에 먹는 대로 살로 가게 된다.

따라서 밤에 음식을 먹으면 피로의 원인이 될 뿐만 아니라 건강을 해칠 수 있다. 그럼에도 불구하고 밤에 먹는 라면 맛, 통닭을 생각해 보면 쉽게 유혹을 뿌리칠 수 없다. 더구나 야식의 악영향은 당장 나타나는 것이 아니기 때문에 경각심도 그만큼 덜하다.

하지만 야식은 이제 더 이상 너그럽게 허용할 즐거운 일이 아니라 건강을 좌우하는 심각한 위험 요소로 생각해야 한다.

밤에는 호르몬의 영향으로 우리 인체도 휴식을 취한다. 그러나 음식을 먹으면 쉬어야 할 장기가 쉬지 못하고 소화작용을 해야 하는 부담이 있다. 음식을 소화시키기 위해 위에서는 혈액이 필요하기 때문에 다른 장기의 혈액을 끌어 써야 한다.

말하자면 수면 중에는 머리만 자게 하는 것이 아니라 오장육부의 모든 장기가 쉬도록 해주어야 한다. 그렇지 않으면 잠을 자도 숙면을 취할 수 없어 다음날 지장을 초래한다. 이는 야간의 과다한 음식 섭취가 건강에 좋지 않은 이유 중의 하나이다. 그러므로 먹는 것에 대한 욕심을 버리고 적게 먹는 습관을 들여야 한다.

그래서 나는 야간에 일을 할 때는 공복감을 채워 주되 위에 부담이 가지 않는 칼로리가 낮은 야채나 과일, 즉 오이, 수박 등을 가볍게 맛만 보는 정도로 끝낸다. 그래도 참을 수 없을 정도이면 물을 마신다.

오늘 밤 먹으려던 야식을 과감히 밀친다면 먼 훗날 좀 더 건강한 자신과 만날 수 있지 않을까?

음식은 얼마큼 씹어야 하나?

　우리나라 사람은 외국인에 비하여 식사 속도가 3배 정도 빠르다고 한다. 음식을 빨리 먹는 행위는 비만을 부르는 대표 주자이다. 허겁지겁 식사를 하면 음식이 더 많이 위속으로 들어간다. 포만감을 느끼는 대뇌 밑 시상하부의 중추가 적어도 20여 분의 시간이 지나야 배부르다는 신호를 받기 때문이다. 따라서 음식을 빠르게 먹는 사람은 과식하게 되며, 이런 일이 반복되면 위장이 늘어나고 결국 살이 찌게 된다.

　사실 음식을 꼭꼭 씹어만 먹어도 건강을 지킬 수 있다. 음식은 아주 잘게, 즉 1밀리미터 이하로 씹어 먹어야 하는데, 그 시간은 보통 20~30분이 소요된다. 그리고 양쪽으로 고루 잘 씹어야 턱과 이가 정상적으로 발달할 수 있다.

소화의 측면에서도 잘 씹으면 음식이 아주 작은 조각으로 분쇄되어 소화하기에 좋은 상태가 되고, 비교적 짧은 시간에 소화가 끝난다. 또한 침 속에는 아밀라아제라는 소화효소가 있어 녹말의 소화를 돕는다.

　보통 음식을 오래 씹을수록 침샘에서 많은 침이 분비되는데, 이 침은 우리 몸의 오염물질이나 병원균 등을 죽이는 역할을 하며 몸에 활력도 준다.

　또한 음식을 오래 씹으면 씹을수록 단맛이 나는데, 단맛이 소화작용을 도와 위장 질환은 걱정할 필요가 없다. 게다가 잇몸의 혈류량을 증가시켜 치주염과 충치까지도 예방한다.

　이런 이유로 운동 중에서 씹는 운동이 몸에 가장 좋다고 할 수 있다. 그러나 음식을 잘 씹지 않으면 그 과정에서 자신이 먹은 음식만 소화 되는 것이 아니고 위에도 심한 자극을 주게 된다. 요컨대 잘 씹는 것은 일종의 얼굴 체조라 할 수 있다. 평소 잘 씹는 것만으로도 얼굴 근육이 단련되어 얼굴 표정이 좋게 된다.

　또한 당뇨에도 효과가 있다. 췌장의 췌액을 만들어내는 기능이 좋아짐과 동시에 인슐린을 만드는 작용도 좋아지기 때문이다. 더욱이 간장 기능이 높아져 담낭과 간장의 질병, 즉 간염, 지방간, 담석증 등에도 효과가 있는 것으로 나타났다.

　나아가 산소를 흡입하는 효과도 있다. 우리는 보통 호흡기를 통하여 폐로만 흡입한다고 생각하는데 피부로도 산소를 흡입한다. 음식을 오래 씹으면 입을 움직임으로써 산소가 타액에 섞여 녹는 효과도 볼 수 있다.

따라서 식사 시간만큼은 여유 있는 마음으로 음식의 맛을 느끼면서 조금씩 천천히 먹도록 하자. 위장은 심리 상태를 그대로 반영하기 때문에 즐거운 마음으로 식사를 하면 병이 없다.

당신이 소음인이라면 좀 더 여유 있게 식사하는 습관을 들여야 한다. 그렇지 않으면 평생 위장병을 지병으로 지니고 있다가 그것이 나중에는 암으로 발전될 수도 있기 때문이다. 빠르게 먹는 군대식 식습관과 우리나라 암 사망률 1위인 위암 발병과 결코 무관하지 않다.

도쿄 대학의 구보타 긴지로 박사의 실험에 의하면, 씹는 동안 일정한 충격이 뇌에 전달되어 뇌의 작용을 활발하게 해서 머리를 좋아지게 한다는 것이다. 이는 뇌 속에는 신경세포의 성장을 촉진하는 호르몬이 분비되는데, 잘 씹음으로 해서 뇌신경을 발달시켜 뇌 기능을 활발하게 만들기 때문이다. 또한 유아기와 초등학교 시기의 아이가 음식물을 잘 씹어 먹게 되면 뇌 기능 발달에 효과적이며, 정서적이고 공부를 잘하는 똑똑한 아이가 된다고 한다. 성인 역시 잘 씹어 먹는 습관을 들이면 뇌세포가 자극되어 신경 활동이 활발해지고 일에 대한 의욕과 작업 효율이 높아진다고 한다.

지금 우리는, 나이 들어서도 음식을 꼭꼭 씹어 뇌 운동이 활발해지면 치매와 노화까지 예방할 수 있다는 사실에 주목해야 하지 않을까.

싱겁게 먹자

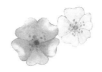

출근을 하거나 학교에 가거나 외출을 해야 하는데, 얼굴이 부어 아침마다 전쟁을 치르는 경우가 많다. 잠을 잔 후 몸이 자주 붓는 이유는 세포 사이에 수분이 쌓이기 때문이다. 수분은 음식을 통해 몸으로 들어온 뒤 땀, 대소변과 함께 빠져나간다. 짜게 먹으면 수분이 몸 밖으로 잘 배출되지 못하고 붓게 된다. 염분은 수분을 몸속에 잡아두는 역할을 하기 때문이다. 같은 양의 염분을 섭취해도 유난히 더 잘 붓는 사람이 있다. 이는 염분에 대한 민감도가 높은 경우로 짜게 먹는 습관을 고쳐야 한다.

혹자는 음식이 싱거우면 무슨 맛이 있느냐고 불평을 한다. 그러나 혀에 있는 짠맛의 맛봉오리는 음식을 짜게 먹으면 먹을수록 짠맛에 둔감해져 웬만큼 짜지 않으면 싱겁다고 느낀다. 그러나 다행히도 어느 정도 짠것을 삼가고 싱겁에 먹기 시작하면 다시 예민해져서 약간의 짠맛도 다시 감지하는 능력을 되찾는다. 그 기간은 사람에 따라 다르지만 대개 2개월만 노력하면 싱거운 맛으로 개선된다.

사실 소금은 물 다음으로 우리에게 중요한 물질이다. 우리 몸속의 혈청, 즉 핏속에서 혈액세포를 나르는 액체를 형성하기 때문이다. 혈청이 없으면 혈액이 없고, 혈액이 없으면 혈압이 없고, 혈압이 없으면 생명을 유지하지 못한다. 따라서 충분한 양의 소금이 우리 몸속에 없으면 우리의 생명은 없는 것이다.

요컨대 염분은 세포의 대사와 혈관을 튼튼하게 유지하고 간장에서 에너지를 만드는 데 꼭 필요하다. 말하자면 근육과 신경의 흥분을 가라앉히고 세포 외액의 삼투압을 조절하는 체액을 알칼리성 상태로 유지하는 등의 중요한 기능을 한다. 이러한 염분이 부족하면 세포의 신진대사가 지하되어 피부가 서칠어지고 노화를 촉진한다.

그런데 문제는 소금을 필요 이상으로 섭취하기 시작해서, 요즘은 우리가 필요로 하는 양의 2~3배 이상을 섭취하고 있다는 데 있다. 결국 소금을 과다 섭취한 우리는 고혈압과 심장병이라는 끔찍한 대가를 치르고 있는 것이다.

나트륨이 부족하면 정상적인 혈압을 유지하지 못하는 것과 마찬가지로, 너무 많은 나트륨을 오랫동안 섭취하면 혈액의 양이 늘어나서 염분에 예민한 사람의 혈압을 오르게 한다. 그리고 그 증가한 양을 처리해야 하는 심장은 무리한 운동을 계속해야 하는 수고로움을 끼쳐 병이 생기게 되는 것이다.

또한 소금을 과다 섭취하면 소변으로 배설되는 칼슘 양은 늘어나는 반면 체내 칼슘 양이 부족해진다. 그러면 우리 몸은 부족한 칼슘을 뼈로부터 빼내 골다공증을 촉진시킨다. 그러니 지금부터라도 건강을 유지하기 위해 어떻게 먹을 것인가는 당신의 노력 여하에 달려 있다.

아침밥을 먹는 것이 건강의 첫걸음

에너지는 음식물로 보충해야 하므로 활력 있는 하루를 시작하려면 아침식사를 반드시 해야 한다. 특히 자라나는 어린이, 공부하는 학생, 머리를 많이 사용하는 사람은 반드시 아침 먹는 습관을 가져야 한다.

일부 견해를 제외하고 아침과 건강의 관계는 매우 중요하다고 학자들은 이구동성으로 말한다. 건강관리를 위해서 가장 필요한 것은 끼니를 거르지 않고 규칙적으로 먹는 것이다. 특히 아침은 꼭 먹는 것이 좋다. 까닭을 알아보자.

첫째, 건강을 유지할 수 있다. 아침은 하루의 영향을 결정하는 데 중요할 뿐 아니라 사람의 행동과 사고에 큰 영향을 미친다. 따라서 어릴 때부터 올바른 식습관을 형성해야 성인이 되어 쉽게 나타나는 각종 성인병을 예방할 수 있다.

둘째, 공부를 잘한다. 아침밥을 먹으면 학습 능력, 사고력, 집중력 및 직장인들의 업무 수행 능률을 향상시켜 주는 반면, 아침밥을 거르면 기억력과 정신적인 업무 수행 능률이 감소된다. 하룻밤 자는 사이에 뇌는 대부분의 포도당을 소모해 버린 상태이기 때문이다. 뇌는 포도당을 에너지원으로 활용하므로 아침은 탄수화물을 많이 섭취하는 것이 좋다.

미국에서는 아침이 아주 중요하다고 여겨 학교에서 아침 급식을 일부 주를 중심으로 실시하고 있다. 여러 조사 기관을 통해 아이들의 성적은 오르는 반면 비행 청소년이 준다는 것을 객관적으로 밝혀냈기 때문이다.

셋째, 치매 예방에 좋다. 혈당을 만드는 간 기능이 약한 경우 아침을 꼭 먹어야 한다. 혈당량이 줄수록 뇌세포가 죽기 때문이다. 그래서 노인들은 치매를 예방하기 위해서라도 아침밥을 먹는 게 좋다.

넷째, 변비에 좋다. 배변에 가장 좋은 시간은 아침식사 직후이다. 오전 시간대가 배설하는 시간대이기 때문이다. 또한 변비는 장에서 밀어내는 힘이 부족하기 때문에 생기는 경우가 많다. 아침을 먹으면 자연히 밀어내는 힘이 생겨 변비 해결에 도움이 된다

다섯째, 체중이 준다. 흔히 밥을 굶어야 살이 빠진다고 생각하기 쉽다. 그런데 묘하게도 우리 인체는 끼니를 거르면 살이 더 찐다.

한때 아침을 먹지 않는 것이 좋다는 책을 읽고서 한 동안 거른 적이 있다. 아침을 거르니 여유 시간이 생겨 독서나 운동을 할 수 있어

좋았지만, 2개월쯤 되자 치질이 생겼다. 겁이 덜컥 나 전문의에게 문의 결과 아침을 걸러서 그렇다는 진단을 받았다. 그 때부터 줄곧 아침밥을 먹었는데, 신기하게도 얼마쯤 지나자 치질이 들어갔다.

아침 밥상은 자연에서 얻은 그대로의 소박한 밥상이면 좋다. 되도록 날것이 좋고 부득이 조리를 할 경우에는 낮은 온도에서 조리한 음식이 좋다. 그리고 가능하면 조리를 단순하게 해서 자연 상태로 먹어야 한다. 제철 식재료를 쓰면 값이 싸고, 조리를 단순하게 하면 품이 적게 들며, 가능한 한 통째로 먹으면 음식량이 늘어난다. 즉 일석삼조의 효과를 보게 되는 셈이다.

다시 말하지만 아침밥은 꼭 챙겨 먹어야 한다. 신체 중 뇌세포와 신경조직은 다른 조직과 달리 포도당으로만 에너지를 공급한다. 식사 후 4시간 정도 지나면 포도당 공급이 끊겨 혈당이 떨어진다. 따라서 뇌세포가 왕성하게 활동하는 오전에 반드시 식품으로 포도당을 공급해야 한다. 아침을 먹으면 밤에 떨어졌던 체온이 소화작용으로 인해 열이 발생하는데, 이 때 체온이 올라가 뇌 활동도 활발해진다. 그래서 아침을 거르는 사람은 학업이나 업무 수행 능력이 뒤쳐진다는 것이다.

살펴본 바와 같이 아침밥을 먹으면 이로움이 많다. 그럼에도 불구하고 하루쯤이야 어때 하면서 거르겠는가.

목욕과 운동 언제 해야 하나?

　결론부터 말하면 식사 후 곧바로 실시하는 목욕, 운동, 격한 노동, 햇볕 쬐기 등은 오히려 건강에 좋지 않은 영향을 미친다. 식사를 하면 위에서는 흡수하기 용이하도록 연동운동으로 음식을 잘게 부수어 소장으로 내려보낸다. 이 때 위에서 소화 되지 않은 음식이 남아 있는 상태에서 목욕, 운동 등을 하면 소화에 필요한 혈액이 피부 표면으로 흩어지기 때문에 소화불량을 비롯하여 건강에 유해한 영향을 끼친다. 따라서 목욕, 운동 등을 하려면 먹은 음식이 위에서 소장으로 내려간 후 해야 건강에 도움이 된다.

　그렇다면 좀 더 구체적인 다음의 행동도 건강을 위하여 식후 2시간 전에는 하지 말아야 한다.

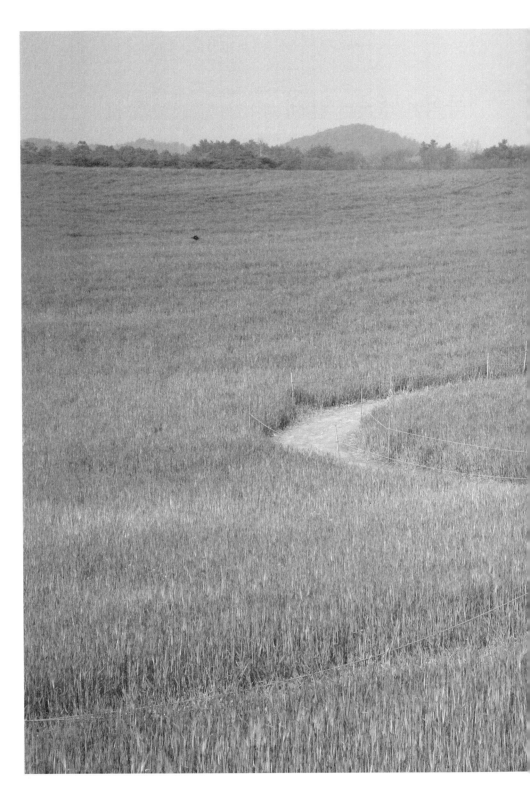

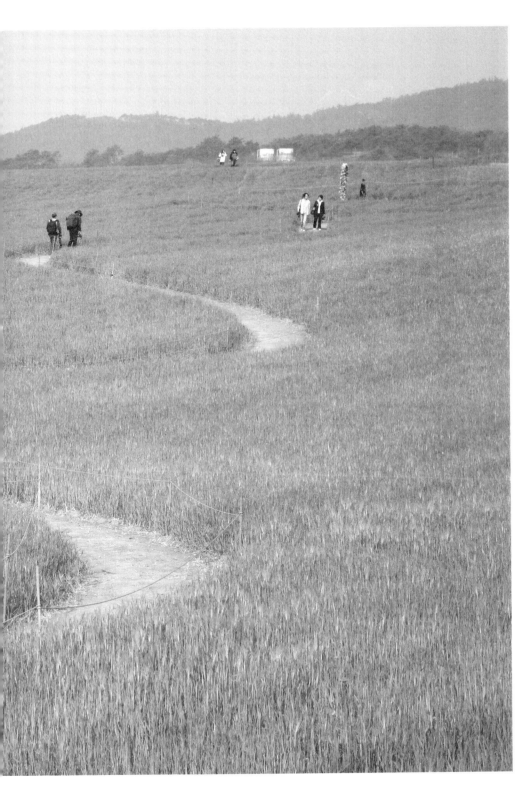

운동

음식을 섭취한 후 곧바로 운동을 하면 지방이 잘 분해되지 않아 연소도 덜 되며, 운동 효과도 현저히 떨어진다. 한 연구에 따르면 공복에 운동을 하게 되면, 지방 연소가 3배 정도 더 잘 되며 운동 효과와 근육의 회복 속도가 더 높아진다. 이유는 테스테론이나 성장호르몬 같은 특정 호르몬이 공복 상태에서 운동할 때 더 활발히 분비되기 때문이다. 또 식사를 하면 소화작용을 돕기 위하여 위에 많은 혈액이 모인다. 그런데 이 때 운동을 하면 몸에 열이 나기 때문에 혈액이 온몸으로 퍼져 소화작용에 지장을 초래한다. 따라서 최소한 식사 후 2시간 뒤에 하되, 가급적 운동을 끝낸 후 식사를 하는 게 좋다.

심한 육체적 노동

운동히는 것과 같이 우리 인체에 좋지 않은 영향을 미친다.

목욕, 사우나

소화기관에 모여 있던 혈액이 온몸으로 퍼져 에너지의 균형을 바꿀 수 있다.

햇볕 쬐기

따뜻한 햇볕 영향으로 혈액이 피부로 퍼져 소화를 방해한다.

저녁식사 후 곧바로 잠자기

저녁을 늦게, 많이 먹고 바로 잠자리에 들면 배가 더부룩한 상태로, 아침에 일어나기가 쉽지 않다. 이렇듯 몸 상태가 좋지 않으면 전날의 피로도 풀리지 않는다. 말하자면 저녁 늦게 음식을 먹고 아무런 활동 없이 잠을 자면 잠자는 동안에 소화를 시키는 데 에너지가 집중되기 때문에 다음날 활동을 위해 연료를 축적하고 면역 체계를 정비하기가 어려워진다.

물 마시기

위액을 희석시켜 위액이 엷어져 소화작용에 좋지 않은 영향을 미친다.

복식호흡이나 단전호흡

식후에는 가급적 의식적인 호흡을 하지 않는 것이 좋다. 식후 호흡을 하면 몸속에서 기가 엉겨 순환이 되지 않는 경우가 생긴다. 호흡은 식사와 식사 중간 때가 가장 좋다. 위에서 음식이 소화 되어 장으로 내려가고 장에서도 별 부담이 없는 상태일 때, 즉 온몸의 어느 부분에도 무리가 없는 상태일 때가 호흡에 가장 적합하다.

지혜로운 습관 건강 100세

처음 박은날 : 2010년 8월 20일
처음 펴낸날 : 2010년 8월 30일

지은이 : 김평기
사 진 : 박건태
펴낸이 : 김영식
펴낸곳 : 도서출판 들꽃누리

서울시 광진구 자양2동 643-33 1층
전화 : (02)455-6365 · 팩스 (02)455-6366
등록 : 제1-2508호

ⓒ 김평기, 2010

E-mail : draba21@naver.com

ISBN 978-89-90286-30-7   값은 표지에 있습니다.